切らずに日帰りで治す
椎間板ヘルニア

北青山Dクリニック　泉 雅文

まえがき

北青山Dクリニックが採択したPLDD（椎間板ヘルニアレーザー）治療

　北青山Dクリニックは、2000年7月に開設以来、「高品質の医療を身近な医療機関で提供する」をモットーに、最先端医療の導入を積極的に行ってきました。その導入にあたっては、先進的医療であることのみではなく、科学的根拠や医療としての妥当性をより重視し、大学病院や総合病院で機能している有能な医師陣の評価を確認することも怠らないように留意してきました。

　椎間板ヘルニアは、非常に多くの方が悩んでいる代表的疾患の一つです。適切な治療が受けられずに、痛みやしびれなどのつらい症状に悩み続ける方が、極めて多数いらっしゃいます。

　従来の手術は、術後の入院期間が長く、手術の後遺症によって前よりむしろ悪化することもあり、それが医師が手術に積極的に踏みこまない理由の一つでした。痛みのために完全に歩行障害があったり、痛くて眠れなかったり、尿失禁などの重篤な神経症状が現れなければ、手術に踏み切れず消炎鎮痛処置などの保存的療法にとどまるケースが珍しくはなかったのです。し

かし、それらの保存的治療では症状が改善せず、結果として非常に多くの方が症状に苦しみ続けるということがしばしば見受けられます。

　手術が絶対必要とまでは言えないが、腰から下肢にかけての痛みやしびれなどの症状に悩み続けている人に負担の少ない治療を提供できないか、患者さんも医療側も安心して安全に実施できる治療はないかと思案していたところ、レーザーによる低侵襲治療を選択できる可能性が浮上してきました。

　レーザー治療は、注射と同じように針を用いてレーザーファイバーを患部に刺入する方法なので、メスで切開する必要がありません。局所麻酔で実施でき、完全に日帰り手術となります。つらい症状に悩み続けていながら解決策として現実的な提案を受けられていない方々にとっては、この治療の登場はこの上ない福音であると思います。

　北青山Dクリニックでは、2008年4月から、脳神経外科の泉雅文先生が、この画期的なPLDD（percutaneous laser disc decompression：経皮的レーザー髄核減圧術）治療を担当しております。泉雅文先生は、レーザーファイバーを患部に刺入する技術と疾患の診断に必要なMRI画像の読影力がとても優れていて、非常に良好な治療実績を残してくれています。

医療に絶対ということはなく、PLDDで治療が実施できないケースもあります。しかし、現状の症状に悩み続けていながら解決法が見いだせていない方には、PLDDを検討する意義は極めて大きいと思います。

2016年2月1日

北青山Dクリニック　院長　阿保 義久

[目次]

まえがき　北青山Dクリニックが採択した
　　　　　PLDD（椎間板ヘルニアレーザー）治療 ………2

第1章
北青山Dクリニック
PLDDの医療ポリシー
阿保義久

北青山Dクリニック PLDDの医療ポリシー ………18
　1．診断と治療適応についての判断が最も重要　　18
　2．病態に応じた適切な治療を実施　　19
　3．治療成果のフィードバックを励行　　19
　4．治療満足度、症状改善度などの治療成績を公表　　20
　とくに「治療満足度」を大切に考えています　　20

PLDD vs PELD ……………………………………………23
　PLDDは、長期の痛み、長期入院できない、
　再手術できない方に、特に有効　　23
　PEDは中等度以上に対して治療効果が期待できる　　25
　長い間適切な治療を受けることができなかった人には
　PLDDをお薦めします　　25

PLDDの魅力 …………………………………………27

- 椎間板ヘルニアの病態や解剖に詳しく、
  MRI画像の読映能力の高い脳神経外科専門医を探しました　27
- 適用を見極めて、慎重に治療を実施しています　28
- 有効な治療が見出せなかった人に、とくにお薦めします　29

PLDDのメリット／デメリット ……………………31

椎間板ヘルニアと症状が重なる疾患 ……………33

担当医ご紹介 ………………………………………37

第2章
椎間板ヘルニアとは
泉 雅文

椎間板ヘルニアの症例、原因、治療の潮流 ………40

- 椎間板ヘルニアとは　40
- 椎間板ヘルニアの症例　44
- 初診時の症状　47
- 腰痛の原因　49
- 椎間板ヘルニア治療の潮流　51

椎間板ヘルニアの保存的治療法 ……………………53

- 安　　静　　保存的治療1　　53
- 固　　定　　保存的治療2　　54
- 理学療法　　保存的治療3　　55
- 運動療法　　保存的治療4　　56
- 投薬治療　　保存的治療5　　57
- 神経ブロック　保存的治療6　　57

椎間板ヘルニアの外科的治療法（手術治療）……61

- ヘルニアのタイプと治療範囲　　63
- 経皮的髄核摘出術（PN法）　　67
- 経皮的レーザー椎間板減圧術（PLDD）　　67
- 経管的椎間板切除術　　68
- 内視鏡下ヘルニア摘出術（MED法など）　　69
- ラブ法・顕微鏡下椎間板摘出術　　70
- 椎弓形成・切除術　　70
- 脊椎固定術　　71

椎間板ヘルニア治療と予防の難しさ……………………73

- 代替治療との付き合い方　　73
- 椎間板ヘルニアの治療に脳外科医？　　74
- 椎間板ヘルニアの判断の難しさ　　76
- 椎間板ヘルニアは自然消退することがある　　77
- ガイドラインの拘束力　　78
- 疼痛診療の現場　　80

椎間板ヘルニアの重症度と症状の軽重は
　　　必ずしも一致しない　82

ヘルニア手術の選び方 …………………………………84

　　　椎間板ヘルニアの状態によって治療方法を選ぶ　84
　　　経皮的手術　85
　　　内視鏡的手術　86
　　　顕微鏡的手術（一般的な切開手術）　86

椎間板ヘルニアに対するストレッチ法 …………89

椎間板ヘルニアの予防方法 …………………………91

第3章
手術・治療について

椎間板ヘルニアの治療方法の選択と時期 …………94

　　　治療方法の選択と時期　94
　　　病状と展望について、医師に尋ねてみてください　95
　　　手術の流れと注意点　96
　　　手術の注意点　102

費用について ………………………………………………103

　　　遠方の方へ　104

北青山Dクリニックの治療実績 106

　症状改善率　　106

　術後の症状改善率　　107

　術後の満足率　　108

　時間の経過と改善率　　109

　手術患者様の都道府県別分布　　110

第4章
PLDD治療を客観的に見ると

　椎間板ヘルニアとは　　112

　レーザー治療（PLDD）とは　　113

　レーザー治療（PLDD）の成功率　　114

　北青山Dクリニックは「日帰り手術」の先駆者　　117

　PLDDの特徴　　117

　まずは診察を受け、治療医と相談することが大切　　119

　PLDD治療の歴史　　122

　体への負担が極めて軽いのがPLDD治療の特徴　　122

　PLDD治療に適している症状　　123

　合併症と合併症率　　124

　PLDD治療への関わり方　　126

　良い医療機関の選び方　　128

　担当医師としっかりとコミュニケーションをとりましょう　　128

PLDD治療現場からの声　　129
　　PLDDの可能性　　131
　　レーザー治療の安全性　　134

第5章
ご質問にお答えします

| PLDD治療に関する一般的なご質問

　本院に寄せられるPLDD治療への一般的なご質問のなかから、とくに多くものを、ご紹介します。PLDD治療は、光を増幅して放射するレーザー（laser）装置を使って行われます。切らないで行われる腰痛の治療として、近年脚光を浴びています。

　　椎間板ヘルニアとはどのような疾患ですか？　　139
　　PLDDとはどのような治療ですか？　　139
　　レーザー治療を行えば必ず治癒しますか？　　140
　　治療は本当に痛くないのですか？　　141
　　PLDD治療には年齢制限はありますか？　　141
　　病気を持っている人でも受けられますか　　142
　　手術はどのような手順で行うのですか？　　142
　　PLDDの治療後、どのくらいで効果が出ますか？　　143
　　後遺症が残ることはありませんか？　　144
　　手術後の日常生活について　　144
　　術後検診はありますか？　　145

Q とにかく腰、首がいたいのですが　145

Q 数年前に腰の椎間板ヘルニアと言われ、今度は首にもヘルニアができ、腰も首もときどき痛くなります。2か所の手術を1日でできるのでしょうか
　　　　50歳代　女性　神奈川県川崎市　　146

　　　　　　　　　　　　　　●お答え…146

PLDD治療の治療適応

　PLDD治療では、とくに治療適応のあるなしが重要です。そのため、患者様の質問の多くも、この点に集中されています。以下のご質問の中から、ご自身に近いもの、似たものを探し出し、ご自身の治療計画を検討されてはいかがでしょう。

Q 住まいが徳島県と東京から遠く、椎間板が薄くなっているのですが、大丈夫でしょうか
　　　　30歳代　女性　徳島県阿波市　　148

　　　　　　　　　　　　　　●お答え…149

Q 80歳の母は歩くことも困難な脊柱狭窄症ですが
　　　　40歳代　男性　東京都港区　　150

　　　　　　　　　　　　　　●お答え…151

Q 2年くらい前からの首ヘルニアです
　　　　20歳代　女性　東京都三鷹市　　151

　　　　　　　　　　　　　　●お答え…152

Q 15年ほど前に椎間板ヘルニアの手術をしましたが、適応について坐骨神経の痛みのため30メートル歩くのがやっとで、すべり症と診断されています
　　　　　60歳代　男性　埼玉県北本市　　　153
　　　　　　　　　　　　　　　　　お答え…153

Q ヘルニアで痛みが強く、私は糖尿病です
　　　　　60歳代　男性　東京都福生市　　　154
　　　　　　　　　　　　　　　　　お答え…154

Q 左腰から左足裏側の張りがあり、坐骨神経痛？に悩まされています
　　　　　40歳代　男性　東京都足立区　　　155
　　　　　　　　　　　　　　　　　お答え…155

Q 手術後どのくらいでサーフィンや仕事ができるようになるのでしょうか
　　　　　40歳代　男性　愛知県日進市　　　156
　　　　　　　　　　　　　　　　　お答え…156

Q 骨粗しょう症、圧迫腰痛、ひざ痛の母は、75歳です
　　　お問い合わせ：40歳代　女性
　　　患者様：75歳　女性　大阪府泉大津市　157
　　　　　　　　　　　　　　　　　お答え…158

Q 体格の大きな義理の父（59才）は、
10代の頃に腰を悪くして以来の腰痛で、
運動不足です
　　　　　　お問い合わせ：20歳代 女性
　　　　　患者様：59歳 男性 千葉県鴨川市   158

　　　　　　　　　　　　　　　● お答え … 160

Q 腰が痛くて、前かがみになることができません
　　　　　　10歳代後半　お住まい：未記載   161

　　　　　　　　　　　　　　　● お答え … 161

Q 鍼治療の医師に、脊柱間狭窄症と診断され、
鍼治療や整体を試しましたが、
症状は改善されませんでした
　　　　　50歳代　男性　お住まい：未記載   163

　　　　　　　　　　　　　　　● お答え … 163

Q 過去にヘルニア手術をしたことがあります
　　　　　　50歳代　男性　千葉県匝瑳市   164

　　　　　　　　　　　　　　　● お答え … 164

Q 右足の親指からふくらはぎにかけて、
しびれと痛みがあり、親指を上向けに
持ち上げるという方向に力がはいりません
　　　　　　40歳代　男性　滋賀県栗東市   165

　　　　　　　　　　　　　　　● お答え … 166

Q 椎間板の術後1年、いまだに、
かばいながら歩いているのですが、
レーザー手術は可能でしょうか。
首のレーザー手術は可能でしょうか。
　　　　　　　70歳代　男性　横浜市青葉区　　　167

　　　　　　　　　　　　　　　　　●お答え…167

Q 第五腰椎変形すべり症でも、
レーザー治療が可能でしょうか
　　　　　　　70歳代　女性　八王子市　　　　168

　　　　　　　　　　　　　　　　　●お答え…168

Q propriospinal myoclonus（脊髄ぴくつき）の
ようです。
レーザー治療は可能でしょうか
　　　　　　　30歳代　男性　八王子市　　　　169

　　　　　　　　　　　　　　　　　●お答え…170

PLDD治療後、患者様より、このようなお声が届いております

　北青山Dクリニックでは、PLDD治療を受けたすべての患者様にアンケートを寄せていただき、年単位の術後調査を行っております。治療を感謝される声が目立ちますが、実際に90.3％の方に、症状の著しい改善が見られています。

かなり満足です　　171
おかげさまで　　　172

ブロック注射を続けていましたが　172
歩けるようになりました　172
ゴルフ続けています　173
感謝で一杯　173
最初は不安でしたが、治療してよかったです　173
10年来の腰痛が嘘のように　174
経過きわめて良好　174
夜も寝れなかった痛みが……　174
もう少し料金が安ければ　174
痛みがなくなりました　175
良くなりました！　175

PLDD治療の費用、支払方法

　PLDD治療は、自由診療です。
　確定申告をすることにより、「医療費控除」になる場合があります。
　ご加入の生命保険会社の医療保険で「手術給付金」の給付が可能になる場合があります。
　ローン会社でローンが可能になる場合があります。

Q　レーザー治療の費用は、だいたいどれくらいのものなのでしょうか　176
　　　　40歳代　女性　埼玉県川越市

●お答え…176

Q 結局、レーザー治療を受けなかったときは、
どうなるのでしょうか？　　　　　　　　　　　　177
　　　　　30歳代　男性　千葉県匝瑳市
　　　　　　　　　　　　　　　　　● お答え … 178

Q 治療費は、一括でお支払いしなければ
ならないのでしょうか？　　　　　　　　　　　　178
　　　　　30歳代　女性　神奈川県横浜市
　　　　　　　　　　　　　　　　　● お答え … 179

あとがき　泉 雅文 …………………………………… 180

第1章

北青山Dクリニック
PLDDの医療ポリシー

阿保義久

北青山Dクリニックでは、PLDD（椎間板ヘルニアレーザー治療）の治療成績の向上のために、以下の医療ポリシーを重視しています

1. 診断と治療適応についての判断が最も重要
2. 病態に応じた適切な治療を実施
3. 治療成果のフィードバックを励行
4. 治療満足度・症状改善などの治療成績を公表

北青山Dクリニック
PLDDの医療ポリシー

1. 診断と治療適応についての判断が最も重要

　正当な医療を正当な医療を実施するためには、正確な診断と治療適応についての十分な吟味と判断が必要不可欠です。症状がなかなか改善せず苦しんでおられる患者さんの中には、診断が不適切であったり、治療法が不適切であったりする場合が多くみられます。

　椎間板ヘルニアという"形"の診断それ自体はそれほど難しいものではありませんが、"症状の原因となっているかどうか"という判断は難しく神経に対する細かい知識が必要ですし、

MRIやその他の放射線画像に対する読影力についても高い能力が必要となります。

Dクリニックでは、神経診断に長じ、MRIなどの画像読影能力の高い臨床経験が豊富な脳神経外科専門医が、診断・治療と担当し、非常に良好な治療実績を残しています。

2. 病態に応じた適切な治療を実施

PLDDは、画一的に行われるものではありません。椎間板ヘルニアの病態は、個人差が非常に大きく、複数の疾患が絡む複雑なものであることがほとんどです。

Dクリニックでは、時に医療現場で疎かになっている正確な診断と治療方針に基づく、個々の患者さんの病態に応じた治療をカスタマイズしています。

3. 治療成果のフィードバックを励行

治療は、医療機関の自己満足で行われてはなりません。特に生活の質を高めることを目的とした椎間板ヘルニア治療においては、患者さんが治療に満足されることが極めて重要です。

大切なことは、経験症例数をいたずらに重ねることではなく、患者さんの声に真摯に耳を傾けてより良い治療法を追及する姿

勢であると考えています。

4. 治療満足度・症状改善率などの治療成績を公表

　客観的かつ正確な情報を広く開示することが、治療を受けていただく方々から適切な評価や信頼を得るための最善の方法であると考えています。治療効果が不十分なケースや治療満足度が小さいケースも含めて、公正・正確な情報を開示しています。

　以上の４つの医療ポリシーに基づいて、私たちの医療レベルの発展を今後も積極的に目指していきたいと考えております。

とくに「治療満足度」を大切に考えています

　医療の正当性や妥当性を評価する際に用いられる指標には、さまざまなものがあります。手術成功率、手術時間、症状改善率、合併症発症率、治療期間、在院時間、再発率、存命期間、患者満足度などです。
　この中で最後に挙げた「治療に対する患者満足度」はある意味では客観性を欠くものですが、Ｄクリニックではこの治療満足度を非常に重視しています。このことは、医療行為が基本的に"医療サービス"と換言できるとの考え方が、その背景にあ

ります。

　手術の成功率を高める、症状の改善率を増やす、医療技術の発展を図るなど、医療を行う上で私たちが目指すべき成果は数多くありますが、それらが達成されたとしても患者さんの治療に対する満足度が得られなければ、果たして医療は成功したと言えるのでしょうか？

　治療満足度は、患者さんの主観的なもので科学的側面からは重視されない指標です。しかし、"医療サービス"の観点からは、それが全てとも言えるものではないと思います。

　手術や治療が成功したと医師が自負しても、その結果に患者さんが満足しないということがあります。また症状が完全に改善しなくても、患者さんが施された医療に満足することもあります。

　患者さんの治療満足度は、客観的な数値などのデータとして提示できるものではありません。治療が成功し、患者さんの悩みが解消し、期待通りの結果が得られたとしても、医療現場を離れる際に医療スタッフと交わした会話のやり取りが不快であったりすることもあります。医療機関の雰囲気そのものが、なんとなく悪くて満足が得られないこともあります。完全ともいえる治療を行っても、ごく些細な医療サービスの不備により治療満足度が得られなくなることがあるのです。

　治療満足度を高めることは、医療環境も含めて全体として良

質の医療サービスを提供する必要があるため、現実には容易ではありません。

　Dクリニックでは、PLDD治療の他、下肢静脈瘤レーザー治療、胃内視鏡検査、大腸内視鏡検査などで、患者さんの治療／検査に対する満足度調査を行ってきました。

　幸運なことに、いずれの調査でも100%ではありませんが、高い満足度を提示して頂いております。PLDDの最近の治療満足度調査は、大変満足、やや満足、どちらでもない、やや不満足、大変不満足の5段階評価で行いましたが、90%以上の方から、「大変満足＋やや満足」との回答を得ました。

　患者さんの有難い評価に慢心することなく、今後も医療サービスの向上にむけて、切磋琢磨を続けていく所存です。

PLDD vs PELD

> PLDDは、長期の痛み、長期入院できない、
> 再手術できない方に、特に有効

　椎間板ヘルニアの治療として、従来行われていた標準術式はLove法と呼ばれるものです。Love法は体の直接メスを入れてヘルニアを取り除く方法であるため、体への負担は比較的大きなものになります。

　それに加え全身麻酔で手術を行うため、入院期間も2～数週間程度必要であり、手術手技による中・長期的な合併症の発生の可能性などもあり、それほど安易に治療に踏み切ることができないという欠点がありました。

　しかし、内視鏡、医療用レーザーなどの登場により、体への負担が少なく優しい低侵襲の治療法が開発され、椎間板ヘルニアの治療にも応用されて入院期間もはるかに短期になり、場合によっては日帰りでの治療も可能になってきました。

　北青山Dクリニックで現在実施している椎間板ヘルニアレーザー治療は、PLDD（percutaneous laser disc decompression）「経皮的椎間板レーザー減圧術」と呼ばれているものです。

　このPLDDは現在、椎間板ヘルニアの治療法の中で最も体

への負担が少ない治療法です。針よりも細いレーザーファイバーを用いて治療を行いますので、全身麻酔を必要としない局所麻酔での処置となり日帰りで治療を受けることが可能で、在院時間もおおよそ2時間程度です。

そのうえ、手術による合併症は最小限にとどまります。実はこれがPLDDの最大の利点だと言えます。欠点としては、すべての椎間板ヘルニアに適応することができず、非常に大きな椎間板ヘルニアや髄核の脱出例などの重症例については効果が期待できないこと、また、自費診療での治療であるため、相応の治療費を負担して頂かなければならないことがあります。

しかし、これまで有効な治療を受けることができず、長く痛みやしびれに苦しんでこられた方などには大きな希望の一つとなりうるものであり、実際治療を行う中で、長期の入院ができないために治療に踏み切れなかった方、手術後、症状が再発して再手術ができなかった方などに対して、PLDDが有効に作用した例は後を絶ちません。

先にも述べたとおり万能の治療方法ではないため、治療適応とならない方もそれ相応におられます。しかし、PLDDは椎間板ヘルニアの症状に悩みながら、様々な理由で有効な治療が受けられていない方が、最初に検討すべき低侵襲の根治的治療法の一つであると言えるでしょう。

PEDは中等度以上に対して治療効果が期待できる

　近年では椎間板ヘルニアの内視鏡手術も進化してきています。
　PELD／PED（椎間板ヘルニアの内視鏡手術）はPLDDほど低侵襲ではありませんが、7mm程度の小さい皮膚切開を置いて（PLDDは切開不要）内視鏡を患部近辺へ挿入し、専用の手術器具を用いて、椎間板ヘルニアを摘出・除去する方法です。
　PELDはあたかもすべてに優れた最先端治療であるかのように表現されることがありますが、体に加わる侵襲はPLDDと比較すると大きいと言わざるをえませんし、術中・術後の出血その他の合併症のリスクは当然一般手術に準じます。しかし、内視鏡を用いることによって病巣を肉眼的に直接見ながらヘルニアに対して処置ができるため、中等度以上の椎間板ヘルニアに対しても治療効果が期待できる点がPLDDよりもすぐれます。ただ、やはり重症度の高い例の中には内視鏡でも対応できないものがあります。いずれの方法も万能ではないのです。

長い間適切な治療を受けることができなかった人にはPLDDをお薦めします

　北青山Dクリニックは、椎間板ヘルニアの形態や大きさ、発症部位、椎体の変形の度合い、今までの経過・治療歴などを、

総合的にとらえます。そうして、PLDDが可能か否か、最善の治療法は何かを慎重に判断しています。治療を受ける方の希望を尊重した上で治療法を提案し、患者さんと相談のうえ、適切な治療を実践しています。

　椎間板ヘルニアのつらい症状に長らく苦しみながら、適切な治療が受けられずにいる方は、最も低侵襲な（体に優しい）PLDD治療を、最初に検討すべきであると考えています。

PLDDの魅力

椎間板ヘルニアの病態や解剖に詳しく、MRI画像の読映能力の高い脳神経外科専門医を探しました

　2000年に北青山Dクリニックを開設した当時、腰椎椎間板ヘルニアのレーザー治療（PLDD）は、すでに存在していました。長年の腰痛に悩んで当院を訪れた患者さんに、その治療の有効性について問われたことがありますが、そのときには明快に回答することができませんでした。治療に関する正確な情報が乏しく、治療費が非常に高い、死亡例があるなど、マイナス情報が先行して耳に入っていたからです。

　Dクリニック開設当初は、そのようなことがあって、この治療に対するリサーチや導入を見送っていました。一方で、国内に殆ど普及していなかった「日帰り手術」をコンセプトに、下肢静脈瘤、鼠径ヘルニア、早期乳がん、早期胃がん、早期大腸がん、皮下腫瘍などの日帰り治療を手掛けてきました。

　そして、最先端レーザーによる治療も、複数の疾患に対して応用するようになり、2006年に改めて椎間板ヘルニアのレーザー治療について情報を収集する機会を得ました。

　レーザーや医療ファイバーなどの機器が進化したこともあ

り、適用と治療法を適切に採択すれば、レーザー治療（PLDD）により椎間板ヘルニアは安全で有効な治療効果を得られることがその時わかったのです。

早速、腰椎、頸椎の椎間板ヘルニアの病態や解剖に詳しく、MRI画像の読映能力の高い脳神経外科専門医を探しました。そうして、東京大学医学部時代の後輩でもある泉雅文医師を探し当て、椎間板ヘルニアレーザー治療を開始することができたわけです。

適用を見極めて、慎重に治療を実施しています

椎間板ヘルニアの治療は、その当時、一般的には全身麻酔により行われ、術後数週間は入院を要するということになっていました。それを、局所麻酔による日帰り手術（手術所要時間15分程度）で施行したのです。

これは、極めて画期的なことでした。適切な治療法が提供されずに、痛みやしびれに悩まされ続けている患者さん達にとっては大きな福音でした。しかし、椎間板ヘルニアの病態によっては改善効果が乏しいケースもありました。

そのことにより、治療適用の判断が極めて重要であることを、認識することになりました。

PLDDを手掛ける医療機関は複数存在しますが、Dクリニッ

クは、治療数よりも治療成績・治療満足度に照準を当てて、真剣にPLDDに取り組むことをモットーにしています。そのためには、椎間板ヘルニアであればヘルニアのサイズや形態がどのようなものであっても、PLDDを実施するということはありません。適用を見極めて、慎重に治療を実施しています。

そこでは、担当医師の高い診断能力（MRI画像の読影力）、柔軟な思考、総合的な判断力が、強く求められます。Dクリニックでは、脳神経外科専門医の泉雅文医師が丁寧かつ高レベルのPLDD治療の提供を、2008年以来、一貫して行っています。

有効な治療が見出せなかった人に、とくにお薦めします

適応を厳選してPLDD治療を実施する中で、複数の腰椎疾患を椎間板ヘルニアに併発している高齢な方が非常に多いことに気づかされました。椎間板ヘルニアに併発している腰椎疾患は、脊柱管狭窄症、椎体すべり症、変形性腰椎症などです。

椎間板ヘルニア以外の疾患により症状が作られていると思われるような複雑な病態の方に、PLDDによる椎間板ヘルニアの治療を施すことにより、長年患っていた症状が改善することがしばしばありました。

明らかにPLDDの効果が乏しいと思われる巨大なヘルニアを除けば、有効な治療が見いだせずに長年腰痛に苦しんでいる

方にとって、治療負担やリスクの極めて小さな PLDD を検討する必要はあると言えます。

PLDDのメリット／デメリット

　PLDD（percutaneous laser disc decompression ＝経皮的レーザー髄核減圧術）は、画期的かつ魅力的な最先端治療法です。しかし、非日常的行為である全ての医療行為と同様に、メリットのみではなくデメリットやリスクが存在します。

　PLDDは極めて有意義な治療であると考えるからこそ、その限界点やデメリットを考察し公表することは極めて重要だと考えています。

　PLDDのメリットとデメリットを、公正な立場で提示します。

＜PLDDのメリット＞
- 体に与えるダメージが極めて小さい（針を刺す刺激のみ）
- 施術時間が15分程度と短時間
- 治療後の在位時間は１時間程度と早期離院が可能
- 日帰り手術（外来手術）で対応できる（局所麻酔で済む）
- 治療直後から日常生活に問題なく復帰できる
- 傷跡がない（直後に針穴は残る）
- 治療直後から日常生活に問題なく復帰できる
- 治療当日から入浴が許可される
- 椎間板ヘルニア手術の経験がある方でも治療を受けられる

- 適切な治療法が見いだせない方に、福音となる可能性がある
- 複雑な病態のために、積極的な治療に移行しにくかった方、長年、痛みやしびれに苦しんでいた方にとって、ストレスなく治療でき、症状解消の解決策となり得る

＜PLDDのデメリット＞
- 自費診療であるため治療費負担が相応にある
- 治療後、最低でも1週間は激しい運動が禁止される
- 重症例には無効である
- 治療効果が完全に予測できないことがある
- 医療機関による治療成績の差が大きい可能性がある

　昨今、低侵襲治療として内視鏡下の椎間板ヘルニア髄核摘出術が普及し出しています。
　Dクリニックでは、期待の持てる最新治療を積極的に導入する姿勢を貫いておりますが、体に負担がなく早期復帰が可能なPLDDは、腰椎椎間板ヘルニア、頸椎椎間板ヘルニアの患者さんにとって第一選択となり得る治療と判断いたしております。
　今後もさまざまな椎間板ヘルニアの患者さんのお役に立てるよう、内視鏡治療も含めて信頼できる最先端治療の提供に、励む所存です。

椎間板ヘルニアと症状が重なる疾患

　北青山Ｄクリニックでは、脚にボコボコと血管が浮き上がる「下肢静脈瘤」の日帰り根治手術においても国内有数の実績を維持していますが、下肢静脈瘤だと思って受診する患者さんの中には、実は「腰椎椎間板ヘルニア」であったということがしばしば見受けられます。その理由は、下肢静脈瘤の症状の一つに脚の痛みやしびれがあり、腰椎椎間板ヘルニアも同じく脚の痛みやしびれが特徴的な症状だからです。しかし、ここで注目すべきことは、腰椎椎間板ヘルニアの主症状は腰ではなく脚に発生するということです。多くの方は、腰の痛みが腰椎椎間板ヘルニアの典型的な症状と考えており、脚のしびれや痛みを感じたときに、その原因として腰椎椎間板ヘルニアは思い起こさないようです。そして、それらの症状の原因はもっぱら脚の血管の病気が原因と考えるようなのです。ところが、腰椎椎間板ヘルニアの典型的な症状は、腰痛ではなくむしろ脚のしびれや痛みなのです。

　"坐骨神経痛"は良く皆さん耳にする症状だと思いますが、その具体的な症状を皆さんご存知でしょうか。坐骨神経は、背骨の中の脊髄から発して、お尻→太ももの裏→ふくらぎ→足の指までつながっている神経です。すなわち坐骨神経痛は、お尻

から太もも、ふくらはぎ、足の指のいずれかに痛みが出る症状ですが、その主原因の一つがまさしく腰椎椎間板ヘルニアです。先にのべたように、腰椎椎間板ヘルニアは、一般的には腰の痛みではなく脚の痛みとして自覚されるのです。そのため、腰椎椎間板ヘルニアが原因なのに、しばしば自分は脚の血管に異常があるのではないかと感じていることがしばしばあります。

北青山Dクリニックに下肢静脈瘤だと思って受診したのに静脈や動脈など血管に異常がなく、お尻、太もも、ふくらはぎにしびれや痛みの訴えがある方には、MRI検査を実施して坐骨神経痛の原因となる疾患がないか調べます。その結果、腰椎椎間板ヘルニアと診断されて、下肢静脈瘤のレーザー治療ではなくPLDDが必要になる患者さんが結構いらっしゃいます。

ここで、坐骨神経痛に関連する症状と、腰椎椎間板ヘルニアの他に坐骨神経痛の原因となる複数の疾患をまとめておきます。

＜坐骨神経痛と関連する症状＞
・腰からお尻にかけて痛む
・お尻、太ももの裏や外側、足にかけて、痛み、しびれがある
・痛くて座っていられない
・前にかがんだり、後ろへ体をそらすと痛みが増す

・痛くて歩けない
・脚や足に力が入らない
・脚の太さに左右差がある

＜坐骨神経痛の主たる原因＞
椎間板ヘルニア
椎間板の外側を覆っている繊維輪が破れてその中の髄核が飛び出し神経根を圧迫します。
腰椎すべり症
脊椎（背骨）の変性や外傷などにより、椎体（背骨を構成する骨）の位置がずれて神経を刺激します。
脊柱管狭窄症
椎間関節や靭帯が肥厚して神経の通り道が狭くなったため神経が圧迫されます。
滑液嚢胞
椎間関節の変性により発生した滑液嚢胞が神経根を圧迫します。
梨状筋症候群
損傷を受けた梨状筋が坐骨神経を圧迫します。
臀部の注射による損傷
臀筋に注射された薬剤の刺激により神経が圧迫されます。
胎児による骨盤の圧迫

胎児の頭と仙骨との間にある坐骨神経が圧迫されます。

骨盤内腫瘍

卵巣腫瘍などの骨盤内腫瘍が坐骨神経を圧迫します。

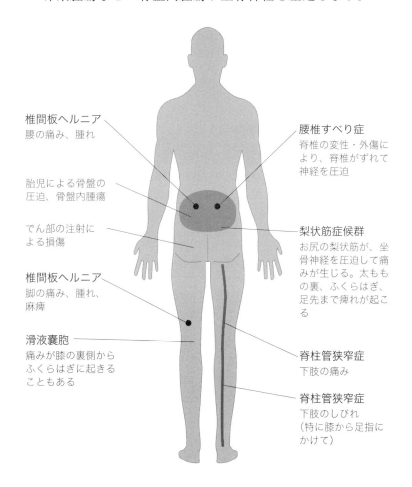

座骨神経痛の主たる原因

担当医ご紹介

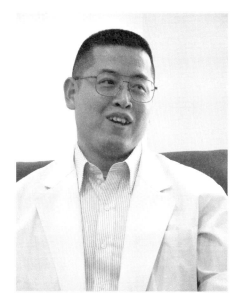

担当医　泉 雅文

　泉雅文医師は、東京大学医学部を卒業し、東京大学医学部附属病院脳神経外科、埼玉医科大学総合医療センター脳神経外科に勤務。さらに関東労災病院、亀田総合病院で、ともに脳神経外科に勤務。現在は北青山Ｄクリニックで、椎間板ヘルニアのPLDD担当医を勤めながら、NTT東日本関東病院の脳神経外科／脳卒中センターに勤務しています。

　第２章以降、すべてをドクター泉　雅文に、執筆していただきます。

第2章

椎間板ヘルニアとは

泉 雅文

椎間板ヘルニアの症例、原因、治療の潮流

椎間板ヘルニアとは

　ご存じのように脊椎動物である私たちの体の中心には"背骨"（＝脊椎）が存在し、人間の脊椎は24個の骨が連なってできています。しかし、この骨どうしは直接つながっているわけではなく、その骨と骨の間には軟骨のような物質＝椎間板が存在しています。弾力性を持つこの椎間板と複数の骨のお蔭でしなやかで複雑な動きが可能となるわけですが、椎間板は骨同士の衝撃、二足歩行をする人間にとっては体重という加重を吸収するクッションのような役割をしています。

　老化や激しい運動などの過重負担の積み重ねにより劣化してこの椎間板が元の位置からとび出してしまった状態を椎間板ヘルニアといいます。ヘルニアと聞くとほとんどの方は"椎間板ヘルニア"を想起すると思いますが、実は他にもいろんなところにヘルニアは生じます。"ヘルニア"はもともとラテン語で"脱出"を意味する言葉です。

　この椎間板ヘルニアが神経を圧迫してしまうと、激しい痛みやしびれ、麻痺などが引き起こされることがあります。皆さん

が言う"椎間板ヘルニア"はこういう状態を表現する言葉です。

　椎間板はすべての骨の間に存在するので、椎間板ヘルニアは首から腰のどの部分にも発生し得ますが、ほとんどが腰・首に生じます。症状はヘルニアの程度、部位などによって本当にさまざまですが、痛み、しびれ、首や腰が曲げにくかったり伸ばしにくかったり、肩こり、首こり、腰痛、下肢痛・しびれ（→坐骨神経痛など）、腕が上がらない、手の動きが悪い、歩けない、お小水が出にくい、便が出にくいなどといった症状は椎間板ヘルニアとしてよくみられる症状になります。

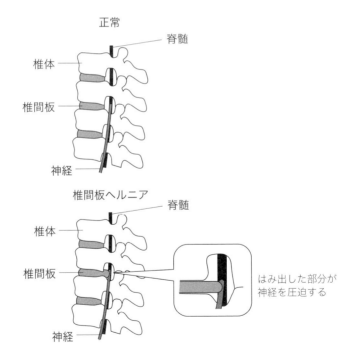

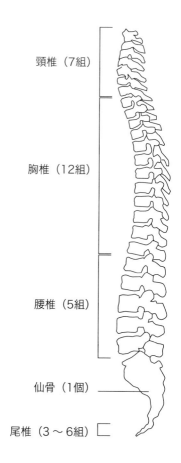

- 頸椎（7組）
- 胸椎（12組）
- 腰椎（5組）
- 仙骨（1個）
- 尾椎（3〜6組）

椎間板ヘルニアには下記のような症状があります。

椎間板ヘルニア＝腰痛という印象が強いと思いますが、全く腰痛がなく、脚だけに症状がみられることも多々あり、注意が必要です。

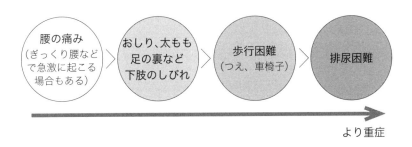

椎間板ヘルニアのよくある進行例

椎間板ヘルニアの症例

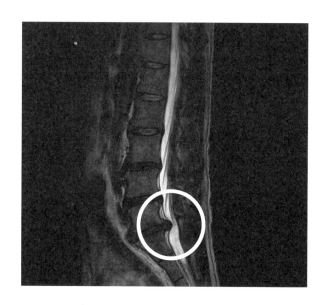

治療前

腰椎5番、仙椎1番間の椎間板ヘルニア

第2章 椎間板ヘルニアとは

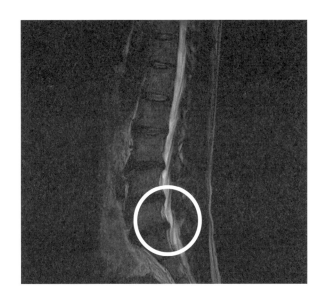

治療後
同部位の椎間板が退縮

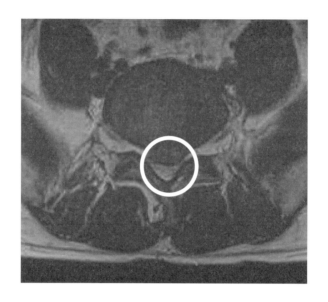

治療前

正中やや左寄りに突き出る椎間板

第2章 椎間板ヘルニアとは

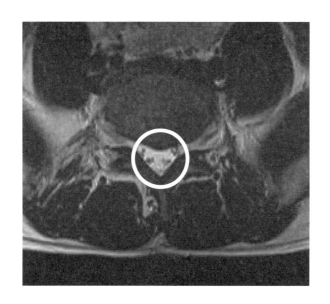

治療後

椎間板が退縮し、神経孔（脊髄から神経の出口）が開存

初診時の症状

　椎間板ヘルニアには下記の図に示した症状があります。
　椎間板ヘルニア＝腰痛という印象が強いと思いますが、全く腰痛がなく、脚だけに症状がみられることも多々あり注意が必要です。

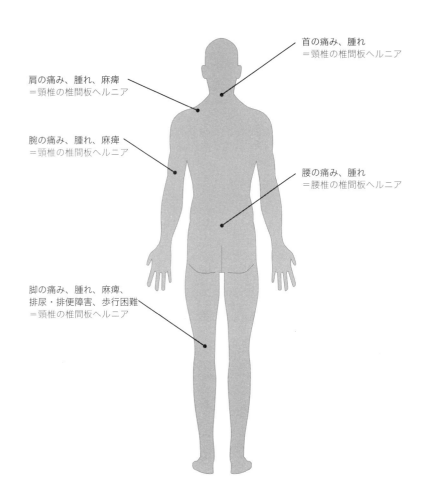

椎間板ヘルニアの症状

腰痛の原因

　腰痛の原因は、脊椎、椎体を取り巻く筋肉、骨盤の異常によるもの、内臓疾患によるもの、心因性など様々です。

　椎間板ヘルニアによって腰痛が起こる機序は次のようになります。

　先にも書いたように、椎体（背骨を構成する骨の1個）と椎体の間でクッションの役割をしているのが椎間板です。これが一時的で急激な過度の加重（外傷など）、慢性的な過重負担の集中（悪い姿勢、同一動作の反復など）、加齢などにより、椎間板の外殻にあたる線維輪に亀裂を生じるなどの劣化が生じて、椎間板に力が加わった時の内圧の上昇に耐え切れず、線維輪ごと外にせり出ようとしたり、亀裂から椎間板の内容物である髄核がはみでようとしたりします。

　これが神経が存在する側に突出するようになると、脊髄や脊髄神経根（運動神経線維が脊髄から出る脊椎外へ出る、もしくは感覚神経線維が脊髄に入る前に集まるところ）が圧迫されしびれ、痛みといった感覚障害を生じたり、動きが悪くなったり力が入りづらくなったりといった運動障害を起こしたりするようになります。

椎間板ヘルニアの成因（どうして椎間板ヘルニアになるか）については諸説あり、多くは不明とされていますが、自身が抱える生活習慣によっていることは、薄々気づいてはいるもののはっきりと自覚している人は少ないのではないでしょうか？
　不慮の怪我など突発的に大きな力がかかるような事例を除いて、椎間板ヘルニアの多くは、日常生活の中に潜む個人個人の癖によって発症していると考えてよいと思います。

　もともと椎間板は、老化が始まるのが非常に早い器官であり、劣化しやすい性質のものなのですが、治療を希望されて来院される方のほとんどは、背骨にずれや傾き（局所的な強い彎曲、生理的彎曲の消失）、過体重、筋力不足などの要因を、一つ以上持っています。
　「姿勢が悪い」（立っている姿勢、座っている姿勢ともに）状態は、四六時中偏った個所に荷重がかかる要因となり、ヘルニアや椎体の変形を誘発しやすい原因となります。
　体重が増す、筋力が低下するなども、骨格そのものにかかる負担が増加する要因となり、椎間板や背骨には大きな負担です。
　症状が改善しても椎間板ヘルニアが"治癒"したわけではなく、神経への圧迫が多少軽減したり、炎症がある程度治まっていたりするだけで、ちょっとした些細なことで元通りの状況になりうる状態から完全に脱することはできていません。

外科的治療を受けていったん改善したとしても、再発する例はある程度の割合で存在します。それは椎間板ヘルニアになってしまう要因を、患者さん自身が抱え続けて取り除くことができていないからです。

どの治療法であっても、椎間板ヘルニアの発生原因を取り除かなければ再発する可能性をゼロにはできないことを理解して、治療を望む必要があるのではないかと思います。

椎間板ヘルニア治療の潮流

2008年に椎間板ヘルニアに対する治療ガイドラインが編纂されてから、この疾患に対する知見が整理されてきました。ただ、ガイドラインを見て最も実感されることは、この疾患は病態についても、その詳細についても、殆どわかっていないということです。

そのためか、治療方針についても、ある限られた条件を除いては、確固たるものはないと断られています。古くから本邦で広く行われている「けん引治療」ですら、その効果はしっかりと示されたものではないと、ガイドラインには書かれています。

椎間板ヘルニアによる諸症状は、2〜3カ月程度保存的治療を継続することによって、その70〜80％の例については、症状が軽減するということが、以前から知られています。しかし

ながら、この事実が医療者と患者さん双方を悩ませているのも、また事実ではないでしょうか。

　私も椎間板ヘルニア患者の一人だったのですが、その症状はこの上なく激烈なものでした。おそらくその辛さは、経験してみないと絶対に知ることができないでしょう。

　保存的治療を続けていれば、症状が改善していくこともありますが、改善するとしても、かなりの期間、我慢・辛抱を強いられるというのが、実際のところです。

　つまり、いずれ症状が自然に消失するという理由で、積極的に加療が施されず、強い痛みやしびれに耐えて、待機する時間がかなり長くなっているのが、実情なのです。

　そして、待っていても結局症状がとれずに、苦しみ続けることもあります。この疾患の治療に関しては、ここに問題があるのではないかと思います。

　通常、どのような疾患においても、その治療法は保存的方法、侵襲的方法（手術治療）に分けることができます。

　椎間板ヘルニアも保存的方法、侵襲的方法（手術治療）があり、次に両治療法のいくつかを見てみましょう。

椎間板ヘルニアの保存的治療法

　保存的治療は、おそらくもっとも一般的な治療法です。どのような方であっても、ある限られた症状が、最初から出現していない限り、この方法で治療が開始されます。

　具体的には、安静、固定、理学療法、運動療法、投薬などによって症状を緩和し、患部の自然回復、症状の緩和を期待します。

　そこで、その手法それぞれに対する治療の意味を、考えてみたいと思います。

	安静	固定	理学	運動	投薬	神経
費用	安価	安価	△	△	△	△
改善見込	△	△	×	×	△	△

安　静　　保存的治療1

　椎間板ヘルニアによる症状は、その人特有の動作や姿勢によって増悪することが多いため、症状が強いときには、症状の再燃を予防するために、動かないことを目的とした安静を第一に考えます。

　特に症状の発生から間もないころは、患部の炎症と相まって

余計な神経への損傷を予防するためにも、安静が望まれます。椎間板ヘルニアの場合、仰臥位（仰向け）や患部側（症状がある方）を下にすると、症状が悪化することが多く、症状のある方を上にして寝ると、症状が軽減することが多いようです。椎間板ヘルニアになったならば、側臥位（横向き寝）で寝るとよいでしょう。

固　　定　　保存的治療2

　固定とは、固定装具を一時的に装着することによって、患部の可動域（動かせる範囲）を制限し、横臥位を保たなくても症状が出にくくすることです。固定装具には、「コルセット」や「ネックカラー」などが多く用いられています。

　固定は、硬さを持った装具によって、動きにくくなるだけではありません。腰の場合、腹圧がかかるように締め付けることによって、模擬的に体幹の支持力を増強させることができるため、固定の仕方によっては、かなり症状の発生を抑止できることもあります。

　ただ、患部の場所によっては、固定が難しかったり、かえって椎体を症状が出しやすい方に曲げてしまったりすることもあるので、必ずしもすべての人に良い方法であるとは言えません。

　また、長期にわたって、こうした固定装具をつけ続けること

は、椎体（背骨）を支える筋力の低下を誘発することになります。そのため、急性期症状がある程度緩和されたら、装具を外すことが望ましいと考えられます。

理 学 療 法　　保存的治療3

　理学療法としては、「けん引」「温熱療法」「低周波・高周波電気治療」などが、一般的にはよく知られています。

　「けん引」治療は、日本ではかなり以前から用いられている治療法です。狭まった椎間板の幅を広げるような力をかけ、陰圧（引っ張る力）を発生させることによって、神経への圧迫を一時的に解除しようとする治療方法のようですが、実はその治療的根拠について、はっきりと証明されたデータはありません（治療意義はあるのかもしれませんが、そのことを医学的にきちんと証明した報告がないということです）。

　患部を温めたり、電気をあてたりする方法は、炎症を起こして固まった筋肉や周辺組織の緊張を緩和することによって、「痛い→緊張→痛みを増す→さらに緊張が増す」といった悪循環を断ち切ろうとするものです。これらの方法も、根本的な治療というよりは、悪化した周辺の状況を改善することによって、原因の改善を促す方法であるといえます。

運動療法　　保存的治療4

いわゆるリハビリテーションなどの治療方法です。「痛みが非常につらいときに、体を動かすなんて……」と思われるのは、もっともなのですが、良い結果をもたらすことも少なくありません。

運動療法は、次のように行うといいようです。

まず、圧迫が改善する方向に、力を逃がします。
次に、患部に陰圧をかけるようにして、改善を促します。
さらに、椎体を支える筋力をつけます。
そのうえで、負担がかかりにくい姿勢と動作を覚えます。

どちらかというと消極的な治療法である"安静"と比較すると、運動療法は積極的に改善を促す努力をするため、ある意味"攻め"の治療です。しかし、ほとんどの場合、痛みに耐えつつ行う必要があり、他の治療法と比較して苦痛を強いられることが多い治療法であるともいえると思います。

投　薬　治　療　　保存的治療5

　症状を緩和させる手立てとして、最も一般的な方法が、この投薬治療です。鎮痛剤（痛みどめ）、筋肉の緊張を緩和する薬剤、神経の回復を促すもの、神経痛に対する薬剤などを使用し、つらい症状を薬の力で和らげて、患部の炎症が軽減、椎間板ヘルニアによる神経への圧迫が軽減するなどしながら、自然回復するまでの時間を稼ぐことを目的とします。

　鎮痛剤は消化器系の問題を生じることも多く、消化器を保護する薬剤を合わせて処方することが一般的です。鎮痛剤の種類は非常にたくさんありますが、一般的に出されるものでも個人によっては効果が得られにくいものもあり、薬の種類については、ある程度個別に検討していくことが必要となることも多々あります。

　投与形態としては、内服（薬を飲む）、坐薬（肛門から挿入）が一般的です。つらい疼痛の場合、坐薬の方が治療効果を得られることが多いような印象もあります。

神経ブロック　　保存的治療6

　保存的治療の中でもより積極的なのが、神経ブロック治療で

す。神経ブロックの専門は麻酔科ですが、それぞれの科が関わる疾患に、この手技が必要であることも多く、麻酔科医でなくても行うことがあります。ペインクリニックと名がつくところが、おもにこうしたブロック治療を専門としています。

治療の内容としては、痛みを感じる場所もしくは原因となる場所に、局所麻酔薬や抗炎症薬を注入し、感覚の伝導を阻害（ブロック）することによって、症状を緩和するもので、その方法は非常にたくさんあります。

椎間板ヘルニア様の症状を改善させるための治療として、おもに用いられるのはトリガーポイントブロック、硬膜外ブロック（仙骨部ブロックもこの範疇に入ります）、神経根ブロックなどです。

トリガーポイントブロックは、痛みを感じている場所そのものに、局所麻酔薬を注入する方法で、それほど専門的な解剖学の知識がなくても行うことができます。また手技も簡便なので、多くの医療機関で行われています。ただし、原因そのものにアプローチしているわけではないため、対症療法的な側面がどうしても強くなります。

脊椎に関する知識が必要な硬膜外ブロックは、脊髄神経を覆い守っている硬膜という膜の外側に、麻酔薬を注入浸潤させることによって症状を緩和するものです。より高度な穿刺手技と解剖学的な知識を要し、薬液を注入するためには、狭い範囲に

差し当てなければならないなどのことから、やや難易度が増します。

　ただ、原因となる神経に、より近いところに薬剤を注入することができるため、トリガーポイントブロックと比べて効果を得られる可能性は増します。

　神経根ブロックは、症状を引き起こしている原因部位である神経根部に、直接ブロックを施す方法です。かなり専門的な知識と透視装置などの機器を必要とするため、専門性の高いペインクリニックなどで行われることがほとんどの手技です。症状を出している場所そのものに、特異的にブロックをかけるため、効果が得られる場合は非常に「効きがよい」手技だと言えます。

　お気づきのように、神経ブロックでは局所麻酔薬を使用しますが、麻酔の効果は、どの程度持続するのでしょうか。

　実際にはどんなに作用時間の長い局所麻酔薬でも、１日程度とされていますが、実際にはもっと長い間、効果が持続することが知られています。これは痛みに関する悪循環を改善させることによって、薬効以上の効果が得られるとするブロック治療そのものの治療意義を反映しています。

　入院治療として、硬膜外に薬剤投与用の細い管に留置し、持続的に麻酔薬を注入するブロック治療もおこなわれています。麻酔薬による治療なので、どのような疼痛性疾患に対しても、

必ず効果が得られるような印象を持ちますが、必ずしも効果が得られるわけではありません。なかには、まったく効果を感じないという方もいらっしゃいます。
　これについては、手技自体の問題、疼痛の原因そのものによるものなど、疼痛性疾患特有の問題も絡み、原因がはっきりしないものも非常にたくさんあります。

椎間板ヘルニアの外科的治療法（手術治療）

　反省の念を込めて述べますと、一昔前は比較的安易に行われるケースもあったようですが、現在、実際に手術治療にまで到達する人は、ほんの一握りです。このことは、先に述べました椎間板ヘルニアの自然歴によるところが大だと考えられます。

　その他の問題としては、医療の原則であるリスク‐ベネフィット バランス（risk-benefit balance）があります。リスク（危険性）とベネフィット（得られる利益）を比較し、ベネフィットが上回ったときに、その治療が正当化されるとする考え方です。

　リスク‐ベネフィット バランスを考慮した場合、手術には比較的少ないとはいうものの、保存的治療と比較すると、やはり大きなリスクが存在します。長期的にみて、予期しない事象も含めて、患者さんにとって不利に働くきっかけを作ってしまう可能性を持つことから、今日では、なかなかその段階にまで至る人は少ないというのが現実です。

　絶対的な手術適応と呼べるものは、馬尾症状（膀胱直腸障害などの運動神経障害を持つ比較的重篤な症状）を持つものですが、現実には感覚障害（痛みやしびれ）がほとんどであることも、手術治療が第一に選択されにくい原因なっています。

それ以外で手術治療に結びつくものは相対的な判断で治療を決定しています。例えば症状としては痛みやしびれなどの感覚障害しか存在しなくても、日常生活の QOL を長期的に著しく障害しているような場合に対しては手術を考慮することがあります。

　以下に、代表的な外科的治療（手術治療）を挙げてみます。

	皮膚切開	手術時間	麻酔の種類	術後の安静	入院期間
経皮的髄核摘出術	小	1時間	全身	1日	数日
経皮的レーザー椎間板減圧術 PLDD	なし	15分	局所	1時間	なし
経皮的椎間板切除術	なし	15分	局所	1時間	なし
内視鏡下ヘルニア摘出術	小	2−3時間	全身	数日	5日〜1週間
経皮的ラブ法・顕微鏡下椎間板摘出術	長	1−2時間	全身	1週間	1ヶ月
椎弓形成・形成・切除術	長	1−2時間	全身	1週間	1ヶ月
脊椎固定術	長	2−3時間	全身	1週間	1ヶ月

第2章 椎間板ヘルニアとは

ヘルニアのタイプと治療範囲

　全てのヘルニアに、全ての手術が適用されるわけではありません。

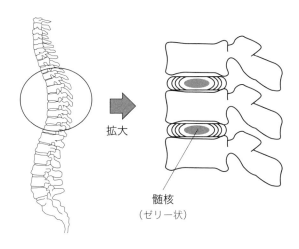

拡大

髄核
（ゼリー状）

髄核

髄核の一部が移動、線維輪は正常な構造を保っている

<適応手術>
- 経皮的髄核摘出術
- 経皮的レーザー椎間板減圧術(PLDD)
- 経管的椎間板切除術

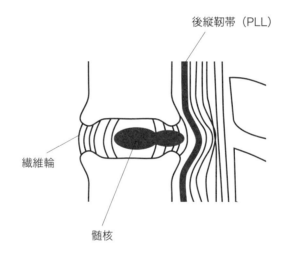

髄核＋後縦靭帯①

髄核が線維輪を突き破って脱出し、後ろの靭帯を持ち上げている

＜適応手術＞
- 経皮的髄核摘出術
- 経皮的レーザー椎間板減圧術（PLDD）
- 経管的椎間板切除術

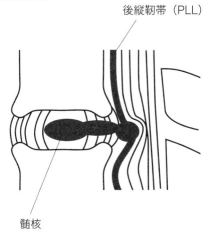

髄核＋後縦靭帯②

髄核が後ろの靭帯も突き破り、脊柱管内にその一部が移動

<適応手術>
・経皮的レーザー椎間板減圧術（PLDD）
・内視鏡下ヘルニア摘出術
・ラブ法・顕微鏡下椎間板摘出術

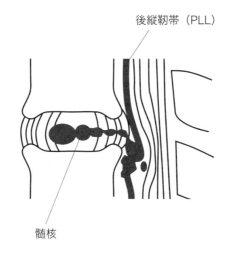

髄核＋後縦靭帯③

突き破った髄核の一部が破裂し、断裂した髄核が脊柱
管内に遊離

　　＜適応手術＞
　　・　内視鏡下ヘルニア摘出術
　　・　ラブ法・顕微鏡下椎間板摘出術

経皮的髄核摘出術（PN法）

　原則的に局所麻酔で行う治療。背部に直径4ミリ程度の管を刺入し、特殊な鉗子を挿入してX線透視下（もしくはMR透視下）で確認しながら、椎間板の一部（髄核）を摘出する。
　髄核摘出により、椎間板内容積を減らし、全体の内圧を減少させ症状を軽減させる方法。
　手術時間は30分～1時間程度。日帰り手術として行われることもある。

経皮的レーザー椎間板減圧術（PLDD）

　局所麻酔下に行う治療。治療原理としてはPN法とほぼ同じだが、より低侵襲な治療法。側臥位（横向き寝）で、X線透視

下に椎間板に、外套となる穿刺針を刺入。穿刺針内からレーザーファイバーを椎間板内に挿入し、位置を確認しながら椎間板内にレーザーを照射し、髄核を蒸散して椎間板内容積を減少させ減圧する方法。

　治療用の針を刺入して行う方法であるため、傷口が残らず短時間で治療できる。日帰り手術として行われている。保険適応外治療でかつては高度先進医療認定を受けている治療であったが、現在は認定から外れた。

経管的椎間板切除術
（enSpire interventional Discectomy）

　局所麻酔下にて行う治療。治療原理はやはりPN法と同じで、椎間板内容積を減らすことによって神経に対する圧力を減らすもの。腹臥位（うつぶせ）にて、透視装置下に治療針を刺入。椎間板内を切削するワイヤーを回転させることによって、椎間板外に切削した内容物を取り出す。物理的な摘出容積が確認できるのも利点。日帰りで行うことができる治療だが、PLDDと同様に保険適応されておらず、国内ではごく限られた施設でしか受けることができない。

内視鏡下ヘルニア摘出術（MED法など）

　基本的には全身麻酔化で行う手術。PEDは局所麻酔での治療を行うことも増えてきている。腹臥位で行い、MEDは背側に1.5cm程度の縦切開を置いて筒管を刺入しこの筒管を介して内視鏡を患部近傍に進めて治療部位の観察を行う。

　PEDはこれに改良を加えた方法でより径の小さな筒管を背側正中もしくは外側からし刺入して観察し、内視鏡の映像を画像モニタで確認しながらヘルニアを摘出する。

　この2つの方法はそれ以外の基本的手術手技は類似する。

　術野（手術で観察できる可視範囲）が内視鏡の映像範囲に限られ、実際には奥行きのある三次元の構造物を二次元に投影して術野の観察を行うことや、限られたスペースから手術器具を導入するため同時にできる作業内容が限定されるため、習熟した手術技術が必要となる。

　術野が狭いことから後述の顕微鏡下椎間板ヘルニア摘出術と比較すると、摘出範囲が不十分となることもある。

　手術時間は1時間程度。入院期間は5日～10日程度が標準であるが、PEDの中には数日の入院で行うことができるようになってきている。

ラブ法・顕微鏡下椎間板摘出術

　もっとも古くから存在する全身麻酔下で行う手術。腹臥位で背側に5〜6cm程度の皮膚切開を置き、腰椎の椎弓（神経を保護する骨のアーチ）の一部を切削、靭帯の一部を切除して、ヘルニアを摘出する。近年は顕微鏡下手術の発達により、安全性が増し、比較的小さな傷口で手術を行うことができるようになってきている。

　また、靭帯の再建など正常構造物を回復させるような手段も発展してきている。

　手術時間は1〜2時間程度。術後経過にもよるが1〜3週間程度の入院期間。

椎弓形成・切除術

　全身麻酔で行う手術。脊髄を囲む椎体骨の後方成分を切除したり、一度解放し取り外した椎弓を加工したりして、脊柱管を広げて還納し、神経への圧を減らす方法。椎間板ヘルニア特有の手術方法ではなく、椎体骨の変形などがあっても治療が可能。

脊椎固定術

　全身麻酔で行う手術。これも椎間板ヘルニアに特異的な治療方法ではない。脊椎に不安定さが増して、神経への影響が生じた場合に、骨を削ったり、ずれた骨を固定したりすることによって、椎体そのものの安定度を増し、症状を改善させることを目的としたもの。

　頸椎では、前方侵入でヘルニアや骨の変形を取り除く場合、この方法がとられる。固定には、自家骨や人工の医療用金属が用いられる。

　一般的に切開を伴う手術治療の場合、多くの方は手術直後から症状がすべて消失し、健常だった頃と同様に、即座に使えると考えておられる方がほとんどだと思いますが、実際にはそうではありません。

　もっとも苦しんでいる症状は比較的早期に改善されやすいのは間違いないと思いますが、正常構造もしくは今まで慣れ親しんできた構造を、短時間で急激に変えることや、摘出するということ自体、椎間板の健常な構造を破たんさせていることから、この部位が改善するには当然時間を要し、ほぼそれと意識することなく普通に使えるようになるには6か月～1年を要するのが普通です。

また手術を行えば100%症状が改善すると考えるのもまた早計です。この点については医学の限界になるのかもしれませんが、精査し検討して十中八九、それが原因だろうとして患部の治療を行っても、最高でも90%程度の治癒率になります。これが痛みの治療の難しいところです。痛みは複数の要因が複雑に入りくんで生じたり慢性化したりすることがあり、原因を完全に取り除くことができてもなぜか症状が改善されないというケースに出くわすことが時々あります。

椎間板ヘルニア治療と予防の難しさ

代替治療との付き合い方

　マッサージ、整体、整骨院、鍼灸、カイロプラクティック、AKAなど、保健施設では受けることができない治療法が、世の中には数多く存在します。それらは、患者さんの感想だけからすると、一定の効果が得られているようです。

　それらのものについては、その業種から治療原理や根拠、治療結果などについての明確な提示がなされないことから、医学的に判断することが困難であるため言及するのは避けますが、実際に治療を受けてこられた方の情報などから考えるに、こうした治療で根本的な改善を望むのは非常に難しいと思います。

　それらの治療のすべては、良い結果と悪い結果の両方の報告があり、彼らの手法がどの程度医学的根拠を持っているか、分かりません。実施施設からの情報の発信もありません。そのため、それらの療法による改善率を、根拠を持って説明することは、われわれにはできません。

　保存的治療と手術治療との距離が、非常に遠い椎間板ヘルニアにとって、こうした治療はある意味必要なのかもしれません。お互いの発展のためにも、双方向性の情報交換が必須だと思わ

れます。よく「……という治療はどうですか」と尋ねられますが、われわれが判断するに十分な情報がなく、答えに窮するというのが本当のところです。

こうした治療を受ける際には、いまのところ、ご自身で判断して頂くほかないかもしれません。

椎間板ヘルニアの治療に脳外科医？

「脳神経外科医が、なぜ椎間板ヘルニアの治療をするのですか」という質問をよく受けます。

これは、非常に日本的な疑問です。日本では、背骨といわれている「脊椎」の治療は、現在、脳神経外科、整形外科の何れの科でも行われています。それに、どちらも脊椎・脊髄に関わる学会を持ち、それぞれに研究・発展を推し進めています。

そもそも椎間板ヘルニアによって発生する症状の多くは脊髄神経に対する圧迫や炎症などによって起こるものです。したがって、その原因を究明・診断する段階で、当然登場するのが、われわれ「神経を診る医者」である神経外科医／神経内科医ですし、元来、椎間板ヘルニアに対する外科的治療を最初に開発したのは、我々神経外科医です。

世界のほとんどでは、椎間板ヘルニアを含む脊髄・脊椎疾患の診療を、専門分野として担っているのは、(脳) 神経外科医

です。アメリカでは、脳神経外科医が行う手術の 70 〜 80% が脊髄・脊椎関連疾患ですし、ヨーロッパにおいても、同じかそれ以上の割合で、神経外科医が治療を担当しています。

「脳」神経外科という科名は、おそらく日本固有のものであろうと思われますが、このために、脳神経外科は「脳」のみを診る科だと、誤解されてしまっています。そのせいか、日本では脳神経外科医の診る疾患が、脳関連疾患にかなり偏る傾向があるのも事実です。

もちろん絶対とは言えませんが、症状を見極める、治療の適応を見極めるということに関しては、神経を専門とする私たちに優位性があると、自信を持って言えます。

北青山Dクリニックに、腰痛のために来られる患者さんの多くは、長年腰痛に苦しめられている方が多く、それまでにすでに何カ所かで診療を受けられた方も少なくありません。その方々が持ってこられる診断結果の中には、結構適当だったり、いい加減だなという印象を持たざるを得ないものも比較的多く、もちろん自分が絶対に正しいとは断言できるわけではありませんが、そうした事例を見るにつけ、現在の日本の診療体制に疑問と責任を感じています。

椎間板ヘルニア手術の判断の難しさ

　ヘルニアは、「もともとの位置から逸脱する（飛び出る）」という意味です。したがって、椎間板ヘルニアとは、椎間板が「飛び出ている」状態を指しますが、CT や MRI などの画像診断で、椎間板が正常な位置から飛び出て、神経が圧迫されているように見えても、症状を出さない例も実は多々見られます。

　このことは、物理的な神経への圧迫が、必ず症状を引き起こすとは限らないことを示しています。つまり、「椎間板ヘルニアが存在する＝しびれや痛み・麻痺などの神経症状を来す」という図式は、必ずしも正しくないのです。

　飛び出た椎間板が、神経に触れたり押したりしているようにみえるのに、症状がでたり、でなかったりするのは、なぜでしょうか。

　炎症性化学物資の関与など、いろいろな説はありますが、正確には結論は出ていません。このことが、椎間板ヘルニアは腰痛症の一因ではあるものの、診断が難しく、治療指針をきっちりと立てることができなくなっていることの一つの原因であると考えられます。

　一般の方々には「椎間板ヘルニア＝治療を要する病気」という認識が強くあるようですが、今後の危険性がよほどはっき

りと予見されるようなものでもない限り、必ずしも治療を要するものではないのです。

椎間板ヘルニアは自然消退することがある

　最近増えた医療関連の情報バラエティ番組でも取り上げられたりしていますが、「椎間板ヘルニアは自然消退する（特に外科的な処置をしなくても小さくなる）ことがある」というのは、その割合は不明ながら、確かな事実です。
　このことは、ある特別な症状を持つものではない限り、治療方法として「保存的治療（＝安静、リハビリテーションなどの運動療法、投薬による対症療法、その他の補助療法など）」が、第一に選択されることを、強く支持する根拠にもなります。
　ただ、辛かったヘルニアの症状が軽減したからといって、椎間板ヘルニアが小さくなってなくなってしまったのかというと、必ずしも言えるわけではありません。これは、先ほど述べた「椎間板ヘルニアによる症状発症の機序は、確実にはわかっていない」こととも関連しています。
　一度飛び出たヘルニアが、正常の形に近いくらいに縮んで、小さくなるのには、３カ月から半年以上の時間がかかるといわれていますが、実際にはその時期は非常にバラバラです。それに、全ての椎間板ヘルニアが、自然に消退するとも言えません。

CTやMRIなどの所見で、縮退傾向を見せやすいものがあることは知られていますが、それも必ずそうなるとはいえません。

ガイドラインの拘束力

　近年、いろいろな疾患に対する治療指針ガイドラインが、次々に作成されています。診療にかかわる立場の者にとって、個々の事実は知っていても、まとまった知識としては、不十分であることもあります。そのため、関連する事柄を集め、一つの事象に対して知られた事実、現象がどの程度の信頼がおけるものであるかを評価して、まとめた治療指針ガイドラインは、有用です。

　フローチャートのように、画一的に診断をつけ、治療方針を決定できる疾患ばかりではないので、その多くは医学的事実に関する評価集になっています。したがって、ガイドラインはあくまでも一つの指標であり、絶対なものではありませんし、事実に対する評価は時間がたつにつれて変化していき、ガイドラインも一定間隔で改訂が繰り返されています。

　ただ、「ガイドライン」と名がつくことによって、暗黙の拘束力を持っているも事実で、ガイドラインが存在することによって、記載されている事実からは、多少でも外れるようなことは、やってはいけないというような意識は、なんとはなしに

医療現場には流れているような気がします。

　椎間板ヘルニアに関しても、ガイドラインは存在しています。

　この疾患に関する治療の第一は、保存的治療であることは間違いありません。以前から、多少そのような傾向はあったものの、余計にその傾向が強くなったのではないかと思われるものの根拠になっているのは、「強い症状を呈するか病状が長期に及ぶ腰椎椎間板ヘルニア患者群において、手術に至るのは10〜30％程度である」というガイドラインの文言ではないかと思います。

　数字はちょっとあいまいですが、確かに事実だとは思います。

　保存的治療は、投薬を中心として、症状を緩和する代替的治療（牽引、温熱療法、電気治療、用手的マッサージなど）を、織り交ぜながら、症状の改善を待つ方法です。切ったり、縫ったり、刺したり、削ったりといった外科的侵襲がないため、体には最も負担が少ない治療法であり、多くの場合、症状の自然消退が期待できる椎間板ヘルニアにとって、医療経済的な観点から、もっとも安く症状の改善が期待できる方法であろうことは間違いないとは思います。

　しかし、加療中は、かなりの辛抱を強いられることが多い方法であることも間違いないと思います。また、同時にいったん保存的治療を開始してしまうと、そのまま漫然と同じことが繰り返されがちになっていることも、事実であるように思います。

椎間板ヘルニアの治療の最大の問題点は、この疾患の症状、自然歴の特徴と確実に速攻する有効なリスクの少ない治療ツールを持たない医療の現状の隔たりのために、長い間つらい症状に悩まされ続ける人が、非常に多く発生していることにあるのではないかと思います。

　また数か月の保存的治療によって、自分の症状が確実に改善するのかどうかも、確率でしか判断できないことも、医療者、患者さんいずれにも不安な材料でしょう。

　こうしたことから、最も待ち望まれる治療は、「できるだけ根治的な方法でありながら、即効性を持ちうる治療」ということになると思います。その治療が、リスクとの兼ね合いから現実的にはなかなか難しいというのが現状です。

疼痛診療の現場

　首、肩、上肢、腰、下肢の痛みやしびれは、椎間板ヘルニアだけから生じるものではありません。筋肉、筋膜、関節、骨など、そこに関わる他の要因からも、同じような症状を引き起こされます。したがって、椎間板ヘルニアだけにみられる症状というものはありません。

　これらを鑑別するために、病院を受診するわけですが、どのようなレベルの医療施設を受診していても、「腰痛症」「肩こり」

「椎間板ヘルニア」という診断については、かなり安易に下されているような気がします。

「病院を受診して、レントゲンを撮って、単なる腰痛だと言われた」とか、「椎間板ヘルニアと言われた」という発言は、当院に来院されたり、問い合わせをいただいたりする方のかなりの人に聞かれます。

しかし、実際に検査や診察をしてみると、「単なる腰痛症だと言われた」人が、実は椎間板ヘルニアが認められ、その症状だろうと考えられたり、その反対に「椎間板ヘルニアだ」と言われた人に椎間板ヘルニアがなかったり、もしくはその症状だとは考えにくかったりというようなことも多々あります。

そのためか、当院で実際に来院からレーザー治療に至る患者さんは、受診された数の半分以下です。

このことは、疼痛診療の難しさとその現状をよく反映しています。痛み痺れなどの感覚症状は、単純な原因で起こるものもありますが、いろいろな要因が複雑に絡みあって生じていることもあります。

痛みやしびれが自覚症状であるがゆえに、外見からはわかりづらいことも手伝って、自分が抱えているその他の問題に、気づきにくく、症状を伝える側と受け取る側での理解の程度に、かなりの差が生じている可能性もあります。

症状の差が、病態によってそれほど変わらないことも、診察

する側にとっては難題です。多くが、構造上の異常をはっきりとは持たない腰痛症、肩こりであることは間違いなく、椎間板ヘルニアであっても、保存的治療を継続していくうちに、症状の改善がかなりの確率で得られるということが、比較的安易な診断と下してしまう要因になっていると思います。

また同時に、あまり評価をせずに、同じ治療に続けてしまう原因にもなっているようにも思えます。この点については、医療者側が反省すべきことだろうと思います。

椎間板ヘルニアの重症度と症状の軽重は必ずしも一致しない

大きな椎間板ヘルニアを見ると、「かなり痛いだろう」と思うかもしれません。確かに大きいヘルニアの方が、症状がひどいことも多いのですが、必ずしも椎間板ヘルニアの大きさと症状のひどさは、一致するものではありません。

これは椎間板ヘルニアによる神経症状が、どのように生じているのか、正確にはわかっていないことと関連しています。また、ある一定以上の大きさがあれば、治療の適応になるとは言えない根拠にもなります。

特にその人を煩わす症状がない時には、手をつけない、というのは医療の鉄則です。予防的な意味合いでの治療というのも、

放置することによって、重篤で不可逆な症状を生じると予想されるとき以外は、行わないのが原則となっています。

　こうした医療の原則も、いたずらに経過観察もしくは同じ治療法に終始していると思われる原因になっているようです。

ヘルニア手術の選び方

椎間板ヘルニアの状態によって治療方法を選ぶ

　椎間板ヘルニアになったからといって、必ずしも手術が必要というわけではありません。当院に治療の相談に来られた方であっても、症状が出始めて間もない方には、医学的に緊急性を要すると判断されるものを除いて、原則そのようにしています。しかし、初期治療の基本は、やはり投薬や神経ブロックなどを併用した保存的治療です。

　これは椎間板ヘルニアの症状は、そうした治療を継続することによって、2～3か月以内に、ほとんどの人が軽減・消退するという医学的な事実があるからです。もちろん、あまりにも症状が辛い状態が続き、睡眠もままならないなどのようなことがあれば、治療の適応となることもあります。

　またもう一つ覚えておいてほしいことは、「椎間板ヘルニアによる症状の軽重は、必ずしも病状の軽重とは関連しない」ということです。「こんなにつらいから、きっとヘルニアも大きくてひどいのだろう」と、多くの方がお考えだと思いますが、実際には必ずしもそうではありません。

　比較的小さな椎間板ヘルニアであっても、その場所や向きが

良くなければ、非常につらい症状になることがあります。脊髄神経の通り道が、ほとんど塞がれるほど大きな椎間板ヘルニアであっても、圧迫の仕方によっては、少し足がしびれる程度で、日常生活にはあまり問題なかったということも、よくあります。

治療方法の判断は、「症状の軽重で決めることができない」のです。したがって、椎間板ヘルニアの治療は、その状態によって治療方法を選択しなければなりません。実際には、椎間板ヘルニア単独での症状ではないことが多いというのが現状で、骨、関節軟骨、靭帯などによっても、椎間板ヘルニアの症状は影響を受けますので、これらの考慮も必要となります。その判断は、やはり治療を担当する専門医に委ねる他はありません。

そうした中で繰り返しになりますが、手術方法のタイプは大きく分けて次の3通りのものがあります。

①経皮的手術
②内視鏡的手術
③顕微鏡的手術

これらの治療の選択は、椎間板ヘルニアの状態によって判断されます。次に、それぞれの特徴を述べます。

経皮的手術

・もっとも侵襲が少ない

- 局所麻酔での治療が可能
- 椎間板構造が大きく壊れていない中等度までの椎間板ヘルニアに有効性が高い
- 一度に複数の椎間板の治療が可能
- 日帰りで行うことができる

内視鏡的手術

- 顕微鏡的手術より侵襲が少ない。1cm未満の切開創で治療可能
- 原則的に全身麻酔で行う
- おおよそどのような椎間板ヘルニアに対しても対応できうるが、両側にまたがるようなものや複数の椎間板の治療は、侵襲の程度が強くなりあまり向かない
- 通常、数日の入院を要する

顕微鏡的手術（一般的な切開手術）

- すべての手術の中でもっとも侵襲が大きい
- 全身麻酔で行う
- どのような椎間板にも対応できる。椎間板以外の構造異常に対しても同時に処置が可能

・最短で2週間弱の入院が必要

※"椎間板ヘルニアの治療方法"にも詳しく記載しておりますので、併せてごらんください。

外科的治療のアプローチには2通りの考え方があります。
一つは内減圧。構造物の内圧を下げるような処置で改善を期待するもの。
もう一つは外減圧。突出している構造物自体を摘除することにより物理的障害を除去して症状の改善を期待するものです。
経皮的手技は内減圧になり、内視鏡的／顕微鏡摘出術は外減圧になります。
内減圧は構造をほとんど壊さないため、治癒するまでの時間が短くて済むものの、物理的な圧迫の解除が不十分になることもあり治療効果の発現率や速さで、外減圧に劣ることがあります。
外減圧は物理的な圧迫が即座に解消されることから、症状の早期の改善が期待できる一方で、構造物の破壊の程度は多くなり、元通りの構造強度に改善するまでに比較的時間を要します。
このような治療方法の選択は、素人判断ではできません。「……のような方法で、治療を受けたい」と、希望されても、それがかなわないのは、それが不適切な治療だと判断された時

です。
　そういった意味では、やはり専門医を受診し、病状の正確な把握が何より重要となります。

椎間板ヘルニアに対するストレッチ法

　体中に存在する筋肉をすべて自由に動かすことはできません。筋肉の出力は理論上断面積に比例しますが、同じ断面積でも出力に差が出るのは、筋肉の性質（瞬発的な筋肉が多いのか？持久力に優れた筋肉が多いのかなど）に関する個人差と筋肉の状態によるからです。

　トレーニングを行うことによってある程度筋肉の性質を変えることはできるようですが、全く変えることは難しいと思います。ただ、メンテナンスをすることによって筋肉の状態は改良することができます。

　一般的に筋肉をストレッチすることで稼働できる筋肉量がふえると筋力が増します。原則的に筋肉は関節を介して両面に存在しますが、非常に柔らかくしっかりと使える状態であれば関節や骨にかかる力は筋肉によって緩衝され関節や骨にかかる負担を減らすことができます。

　椎間板ヘルニアを患っている際にストレッチをお勧めする理由はここにあります。

　筋肉を柔らかく（＝使える状態に）しておくことは椎間板ヘルニアを予防し、その症状を軽くする可能性が高まります。

　ストレッチはもちろん症状に苦しんでいる際にも有効です

が、基本的には予防法として使用されることを期待します。
　ストレッチは、お風呂上がりや運動後など、体が温かい時に行うと効果的です。発症直後や症状が非常に強いときは控えてください。

椎間板ヘルニアの予防方法

　腰痛の原因は、脊椎、椎体を取り巻く筋肉、骨盤の異常によるもの、内臓に疾患を抱えるために起こるもの、心因性などさまざまです。

　ふだんの生活の中で、「悪い姿勢」や「長時間、同じ姿勢」でいることは、腰に大きな負担をかけるので、腰痛が起こりやすくなります。腰痛予防は、まず、「姿勢を良くすること」から始めましょう。

　普段、仕事で同じ姿勢でいなくてはならない人は、適度に休憩して、ストレッチをするなどしましょう。また、腰を支える筋肉を鍛えることも効果的です。

第3章

手術・治療について

椎間板ヘルニアの治療方法の選択と時期

治療方法の選択と時期

　治療ガイドラインには、運動障害（膀胱直腸障害を含む）を有するものを除いては、症状発症後2～3カ月の間、保存的治療を行うことで、およその症状が改善されると書かれてあります。

　一方で、ガイドラインには、治療方法についての具体的な選択基準についての記述がありません。

　治療法は多数提示されていますが、通常は安静と消炎鎮痛剤の内服・外用が、もっとも標準的な治療となります。すなわち異常をきたしている椎間板に直接加療しない消極的な治療が、標準治療ということになります。

　保険診療施設で、施行可能なその他の治療には、電気治療、けん引、温熱療法、リハビリテーション治療などがあります。これらは、二次的に誘発された周辺組織の緊張を緩和させ、症状の改善を期待するというもので、根本的な治療ではありません。

　神経ブロック治療は、神経そのものの痛みの伝達を麻酔薬で

断ち切るものです。対症療法的な治療ではありますが、いわゆる"痛みの悪循環"を断ち切ることで痛みの持続を緩和することができ、単なるその場しのぎ的な治療ではありません。

そうは言っても、繰り返し治療を受けなければいけないことが多いのも事実です。その方法は、いろいろあります。

最も簡便なトリガーポイントブロック、硬膜外ブロック、そして神経根ブロックに分類されます。いずれの治療も、複数回繰り返さないと、症状が緩和されないことが殆どです。

保険診療機関以外で実施される治療方法には、マッサージ、整体、カイロプラクティック、整骨、鍼、灸、AKA などがありますが、これらについても、病態に対する直接的な加療ではありません。またこれらの実効性についても、それを証明するものは存在していません。

椎間板ヘルニアの治療法としては、直接ヘルニアを除去するラブ法や内視鏡下椎間板摘出のほかに、髄核の一部を切除もしくはレーザーで蒸散させることにより内圧を減らして脊椎を圧迫していた部分を正常な位置に引き戻す髄核摘出術、PELD、PLDD などを挙げることができます。

病状と展望について、医師に尋ねてみてください

それぞれの治療法での様々な事項の比較図を時々目にするか

もしれません。一目で理解しやすいので治療を検討して頂く際の参考にしていただきたいとは思いますが、この表を見る際にでてくる成功率（＝治療による改善効果が得られた割合）については解釈に注意が必要だと思います。他のファクターと同じように横並びになるので数字だけが目立ってしまいますが、再三述べている通り椎間板ヘルニアには様々な病状が存在し、必然的にその治療法の守備範囲も異なる中での比較は必ずしも治療の実態を正確に表現してはいません。

　病態が非常に重く複数の要素が絡む病態は必然的に侵襲度の高い治療の方が改善率は上がります。侵襲度の大きな治療はリスクの発生率を無視すればほぼいかなる病態にも対応が可能ですので、当然のことながら改善率は高くなります。

　どの治療を選択するかはやはり病状、発症からの期間でまず検討すべきです。情報の本質を読み取れないくらいに情報があふれるようになってしまっており、素人判断で画一的に考えるのは非常に危険ですのでまずは受診された際に医師に病状とその展望について尋ねてみていただきたいと思います。

手術の流れと注意点

　治療の大まかな流れを、説明いたします。ご自身の病状や治療の方法については、事前に医師から説明を受けていると思い

ますが、疑問や質問がある場合は、治療当日であっても、ご遠慮なくお申し出ください。治療前にお話しさせていただきます。

通常、診察時に承諾をいただいておりますが、診察後に治療を希望された方は、まず治療の説明を受けていただきます。そのため、治療開始時間の10分前までにはご来院ください。治療の承諾がお済の方は、来院後すぐに着替えとなります。

1.治療室への入室

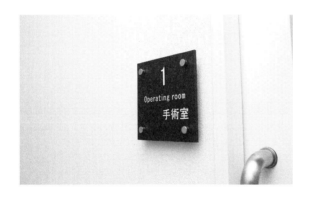

腰椎の治療の方は上下、頸椎の方は上着だけを消毒などで汚れてもよいように、治療衣に着替えていただき、治療室に入室します。

入室後、抗生剤などを投与するための点滴ラインの確保を行い、治療に必要な体位を取っていきます。

腰椎の治療の場合は、症状がある側を上にして横向き、頸椎

の場合はあおむけで治療を行います。

2.透視装置を使用しての体位調整

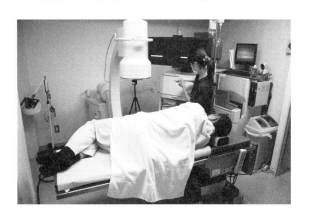

　透視装置を使用して、治療部位の位置を確認します。患者さんによって、それぞれ背骨の角度や旋回の程度などが異なりますので、治療しやすい体位や透視装置の位置を微調整していきます。

3.麻酔

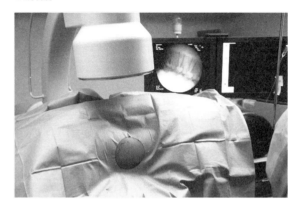

　レーザーファイバーを通す針を刺す場所周辺を、入念に消毒したのち、清潔な覆布で治療部位以外を覆い隠します。そのあと、針の通り道に沿って局所麻酔を施していきます。
　緊張の度合いが強い時は、鎮静剤を使用することもあります。

4.穿刺と位置の確認

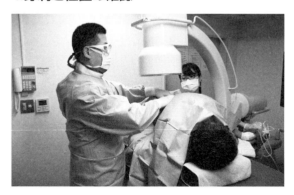

透視装置で位置を確認しながら、ヘルニア周辺に極細の穿刺針を刺入していきます。椎間板の外殻構造である線維輪を貫き、ヘルニアの突出の位置に合わせて、髄核内に針を留置します。

5.レーザー照射

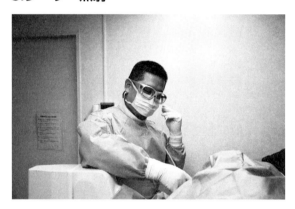

　先ほど穿刺した針の中を通して、レーザーファイバーを挿入します。治療計画に沿って、ヘルニアの形状に合わせたレーザー照射を行います。レーザーの照射中も、痛みを感じることはほとんどありませんが、痛んだ神経に熱が加わることによって、痛みを感じることもあります。もしそのような場合は、治療担当にお知らせください。

6.治療終了

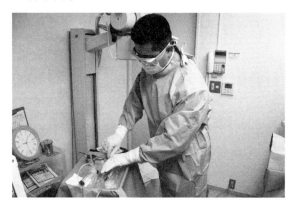

　治療終了後は、治療に伴う薬の副作用や治療効果の判定、合併症の有無を見極めるために、約1時間弱ベッドにて休んでいただきます。

　治療前に、緊張状態の緩和を目的に少量の鎮静剤を使用した場合は、鎮静状態が覚めるまで待つという意味合いもあります。

　安静時間の終了後、医師による診察を受け、その日の治療は終了です。

　来院から帰宅までのおおよその時間は、トータルで2時間弱となります。

　治療後2週間は、患部保護のため、コルセット（頚椎の場合はネックカラー）を装着していただきます。部位によっては、固定によってかえって痛みが誘発されることもありますので、この場合は医師に指示を仰いでください。

手術の注意点

- コルセットができないほどの体に密着した衣服で来院されるのは控えてください
- 日常的な内服薬に、血液の凝固(固まり方)にかかわる薬剤(アスピリン、ワーファリンなど)がある方は、予めお申し出ください。内服の継続、減量、中止は医師の指示に従ってください
- 治療後2～3日は、激しい運動は避けていただきます。また、飲酒についても、治療後2日ほどは控えていただきます

費用について

椎間板ヘルニアの日帰りレーザー手術（PLDD）は、自由診療となりますので、症状により料金が異なります。

もっとも一般的な部位を治療する場合、一椎間の治療で40〜50万円が目安となりますが、複数個所の治療を要する場合もあり、治療費用は概ね40〜70万円となります。

上記治療費は、確定申告により「医療費控除」のご利用が可能であると同時に、ご加入の生命保険会社の医療保険にて「手術給付金」の給付が可能となるケースが増えておりますので、税務署およびご加入の生命保険会社にお問い合わせください。収入額にもよりますが、10〜20万円ほど安く治療を受けることができるケースが多いようです。

北青山Dクリニックの PLDD 治療は、一般的に60％程度といわれる PLDD 治療の症状改善率を、専門医による適切な診断と適応判断、そして脳神経外科医の高度な医療技術により、高い症状改善率（90.3％）と患者満足度となっています。

そのため、日々全国から患者さまが来院されています。椎間板ヘルニアの苦痛に長年苦しんできた患者さまは、お気軽にご相談ください。

遠方の方へ

　当院では、近隣にお住まいの方はもちろん、北海道や青森、九州・沖縄から、治療を受けに来られて、当日初診、当日椎間板ヘルニアレーザー治療をお受けになり、来院後2〜3時間の日帰りで、ご帰宅される方も非常にたくさんおられます。

　遠方にお住まいで、お悩みの方々もお気軽にご相談ください。

　遠方にお住いの方で、「当日初診・PLDD治療」を希望される方は、以下のような流れになります。

1 お電話（03-5411-3555）にて、初診の「予約」をお取りください。その際に「当日施術希望」であることと、「症状」「MRI画像の有無」をお伝えください。場合により事前にMRI画像を郵送、またはメール送信いただくことにより、適応診断ができるケースもございます。事前に、担当医とお電話でご相談することも可能です。

2 予約日にご来院ください。
　初診時の診察・治療の流れは以下のようになります。

3 予約日にご来院ください。
　ご来院
　問診シートのご記入

診察

治療の概要、治療効果、合併症、治療費用についてのご説明

4 MRI 撮影、適応診断

MRI 撮影は別途、別の提携医療機関での撮影となります

5 レーザー治療実施

所要時間：15 分〜 30 分ほどで終了

6 1 時間ほど休憩

その後、ご帰宅が可能です。

ご来院いただいてから、初診・レーザー治療・ご帰宅までの所要時間は約 2 〜 3 時間です

7 フォローアップ

症状により 1 週間、1 か月後、3 ヶ月後

北青山Dクリニックの治療実績

症状改善率

　北青山Dクリニックでは、患者さまのご期待に応える「治療効果」が得られるように、脳神経外科専門医が症状や検査所見を真剣に吟味し、その適応をしっかりと確認した上で、椎間板ヘルニアのレーザー治療（PLDD）をおこなっております。

　PLDDは保険適応外の治療のため、患者さんの治療に対する期待が非常に大きいことから、治療による症状の改善が望める症例を厳選してPLDD治療を行ってきた結果、一般的には、ＰＬＤＤの治療効果発現率（日本整形外科学会の腰痛治療成績判定基準で、もともと抱えていた症状が50%以下に減った方の割合）は60%程度とされていますが、同様の調査を当クリニックで実施したところ90.3%[※]という結果が得られました。

　この数値の乖離はおそらく治療の厳密な適応の遵守や治療部位の正確な穿刺、適正なレーザー量などによっているのではないかと考えています。

※無作為に抽出したPLDD治療後の患者さん
　70名のアンケート調査より

術後の症状改善率

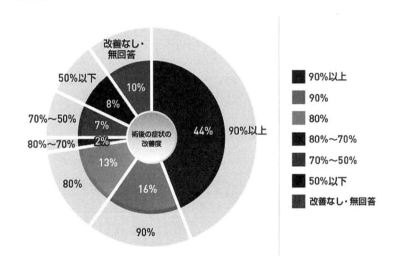

　72人中、何らかの改善のあった患者様は65人で、症状改善率は、約90％に上りました。内、70％以上症状改善者は、75％と高い改善率を実現しています。

術後の満足率

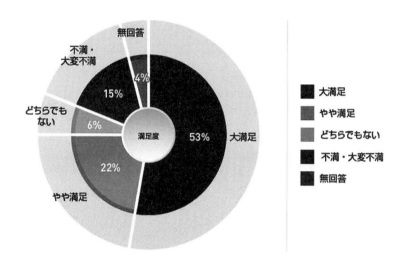

　無回答を除く回答者ベースで、70人中55人の患者様が満足と回答されました。78.6％の患者さまが、PLDD手術後の満足度調査にて「満足」と回答しました。
　これは自由診療で治療費が高額となる点を考慮すると、他のPLDD実施医療機関対比、とても高い満足度結果であると言えます。

第3章 手術・治療について

時間の経過と改善率

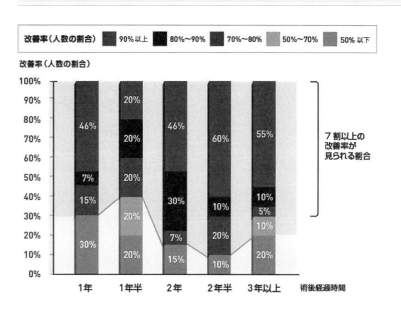

　上記は時間の経過と改善率をまとめたグラフです。手術後、何年か経過しても改善率が維持できていることがわかります。

手術患者様の都道府県別分布

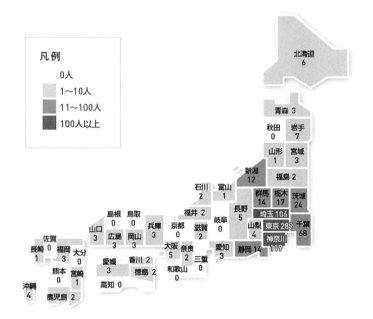

第4章

PLDD治療を客観的に見ると

椎間板ヘルニアとは

　現在までレーザー治療（PLDD）で亡くなった方はもちろん、膿瘍をつくった患者さんもいません。頚椎では、食道を穿刺して感染が起こったのではないかと、他の医療機関の医師から報告がありました。当院ではそのようなことがないよう、十二分に注意をいたしております。

　従来、腰椎椎間板ヘルニアの手術では、最低でも2～3週間の入院とリハビリテーションが必要とされてきました。また頚椎椎板ヘルニアの手術では、4～6週間の入院と、その後のリハビリテーションが必要とされていました。

　現在、当院では薬や理学療法、そしてブロック療法など、手術の中間に位置する中間療法として、レーザーによる経皮的髄核減圧術を行っています。

　手術に比べると適応は狭いのですが、十数分のレーザー照射で、治療成績は非常に良好です。

　原則としては2日間の入院が必要となっていますが、状態によっては日帰りでの手術も可能です。

第4章　PLDD治療を客観的に見ると

レーザー治療（PLDD）とは

　PLDD（Percutaneous Laser Disc Decompression）は、椎間板の中の髄核に刺したレーザーファイバーから、レーザーを照射して、髄核を蒸発させ、椎間板ヘルニアを治療する方法です。

　椎間板を元に戻すわけではないので、仙骨ブロックなど従来の手術以外の治療法を試みて、効果が不十分な方にのみ行います。

　当院では、PLDDを行う際、針の位置をイメージ画像で記録しています。

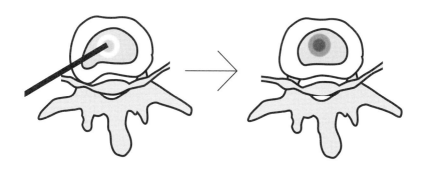

レーザーを照射し髄核の一部を蒸発させ、空洞をつくる

レーザーを照射し、空洞ができたことで、神経根を圧迫していた髄核圧が下がる。またレーザーには、消炎鎮痛効果があると考えられている

レーザー治療(PLDD)の成功率

　一般的には、PLDDの治療効果発現率(日本整形外科学会の腰痛治療成績判定基準で、もともと抱えていた症状が50％以下に減った方の割合)は60％程度とされていますが、同様の調査を当クリニックで実施したところ、90.3％という結果が得られました。

　この数値の乖離はおそらく治療の厳密な適応の遵守や治療部位の正確な穿刺、適正なレーザー量などによっているのではないかと考えています。

第4章　PLDD治療を客観的に見ると

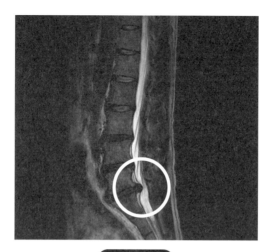

治療前
腰椎5番、仙椎1番間の椎間板ヘルニア

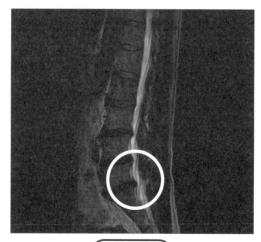

治療後
同部位のヘルニアが退縮

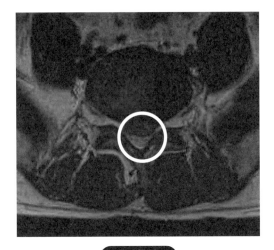

治療前

正中やや左寄りに突き出るヘルニア

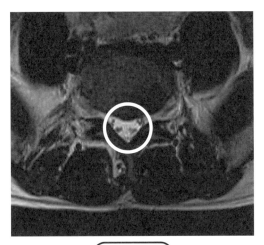

治療後

同部位のヘルニアが退縮

北青山Dクリニックは「日帰り手術」の先駆者

　北青山Dクリニックは、国内でどこよりも早く「日帰り手術」を取り入れた実績があります。

　現在も、常に患者様のニーズに沿うよりよい治療がないかを模索し続けていますが、その中で広くみなさんがお悩みであったこの椎間版ヘルニアに対するレーザー治療に着目し、検証を行い、十分に導入が可能である下地もできたことから、2008年より実施を開始しました。

　以下に当クリニックが実施しているPLDD治療について解説致します。

PLDDの特徴

　PLDD治療は、ヘルニア部分に針をさすだけという低侵襲性と日帰りで受けることができる手軽さでありながら、病態に対して根治的です。その意味で、保存的治療法である神経ブロックと内視鏡手術、全身麻酔下で行う手術の間に位置する治療法であると考えられます。

　治療方法の項目でも述べましたが、PLDDには以下のような特徴があります。

日帰りOK	**時間短い**	**傷口なし**
日帰りで受けることができる治療である	治療時間が非常に短い	傷口が残らない（切開しない治療である）
出血なし	**治療後もOK**	**根本的治療**
出血がほとんどない	治療後の日常生活を変えなくてよい	椎間板ヘルニアに対する治療という点については根本的治療である

問題点としては、以下のようなものを挙げることができます。

・全ての椎間版ヘルニアに対応できる治療ではない
　大型、脱出型には効果が得られにくい
・実施施設が少ない
・保険適応内治療ではない
・効果を体感できるのに時間を要することがある

　どのような治療であっても100%の治療効果が得られるものはなく、リスクが全くないというものはありません。
　椎間板の外殻構造である線維輪の性状の影響を、少なからず受けるため、外減圧法と比較すると、得られる治療効果の可能性が下がってしまうということはあります。これは、内減圧治

療特有の問題でもあります。

　内減圧がうまくいっても、それを取り囲む線維輪という構造が硬ければ、減圧の効果がしっかり得られず、症状の改善に結びつかない可能性があるということです。

　この点が、内視鏡手術やラブ法などとの治療との大きな違いだと考えられます。

まずは診察を受け、治療医と相談することが大切

　PLDDは、治療手技や治療戦略に習熟しないと、十分な効果が得られにくい治療方法です。

　一般的な手術と比較すると、時間も手間も患者さんの負担も少なく済む副作用の少ない治療です。そのため、症状の原因や術後の予測について、あまり検討せずに治療に向かっている傾向が強いように思います。

　PLDD治療自体、まだまだ検討の余地を残しています。治療手技、方針、機器の進歩など、様々な点で改善され、これからも改良が期待される発展途上の治療です。

　事実、現時点では適応とは言えないものに対して、治療を行うことになった場合でも、穿刺や照射方法を工夫することによって、効果が得られたという事例を、多々経験しています。

　ただ、**適応を外さないように治療をするのが原則**ですので、

病態を考えると、**効果が得られない可能性が高いと考えられるものについては、当院では、治療をお勧めすることはありません。**

　蓄積された治療の経験は、医師によって様々です。したがって、PLDD治療に限らず、何かの治療を受けようと思ったら、どこの診療施設であろうと、まず受診してみて、医師に直接いろいろと尋ねてみることをお勧めします。
　治療の適応を決める基準は、どの疾患にもある程度存在しますが、絶対の基準というものは、そのほとんどで存在しません。医者も人の子ですので、**全ての医師が全く同じ判断をするかというと、残念ながら、現実にはそうではありません。従って、しっかり話を聞き、質問をすることが大切です。**

　PLDDは、比較的合併症が少なく、短時間の日帰りで行うことができる治療です。そのため、PLDDを強く希望される方が多く、「効果が得られにくいタイプのものだろうと思う」と、お話しても、強い希望に沿う形で、治療を行うこともあります。
　治療を任されれば、全力を尽くしますが、やはり読み通りになることも少なくありません。こうした場合に、後悔しないためにも、治療医と病状、その後の経過予想、その他の治療法について、話し合っておくことが、最良の方法なのではないかと思います。

椎間板ヘルニアを生じた背景には、やはりご自身の問題がかなりの部分で存在します。治療さえ受ければ、全てが解決されるというのは、ちょっと早計かもしれません。今後、何を改善しないといけないのか、他の治療方法との比較はどうかなどについて、ご自身の知りたい情報は、たとえ嫌がられても予め確認しておくことが、治療を受け、良い結果をもたらすもっとも確かな方法だと思います。

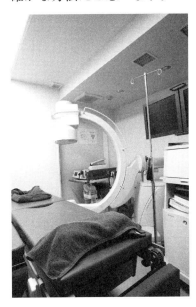

PLDD治療の歴史

PLDDは、1986年オーストリアのグラーツ医科大学脳神経外科において、Peter AscherとDaniel Choyによって初めて腰痛を治療する目的で実施されたと言われています。

その後、治療効果が実証、評価され、ヨーロッパ、アメリカに普及し、90年代に日本に導入されました。

日本ではLOVE法やMED法といった外科手術が主流であったこと、保険が適用になっていないとうこともあり、すぐに普及するということがありませんでした。しかし、90年代後半から、民間の医療機関で機器を導入、治療を行う施設が徐々に増え始めました。

体への負担が極めて軽いのがPLDD治療の特徴

PLDD（Percutaneous LASER Disk Decompression。経皮的レーザー椎間板減圧術）は、椎間板の髄核にレーザーを照射し、発生した熱により髄核を蒸散させることで、椎間板内の圧力を弱め、突出したヘルニアを、椎間板内に引き戻します。

通常の外科的な手術とは異なり、皮膚を切開したりする必要がないので、体への負担が極めて軽いのが特徴です。

その治療内容は、患部近くの椎間板の背面に、局部麻酔を行ってから、約 1mm 程度の針を刺し、そこにレーザーファイバーを通して髄核にレーザーを照射、蒸散させることと、要約されます。神経を圧迫していたヘルニアが元に戻るため、痛みやしびれがなくなったり、軽減されたりします。

　腰椎、頸椎、いずれのヘルニアにも対応することが可能です。

　急性期（症状を発症してからまもなく）の椎間板ヘルニアの方が、PLDD による治療効果が得られやすいことが知られています。しかしながら、前述しましたように 2～3 カ月、対症療法が中心になるとはいえ、加療を行えばかなりの方の症状が軽減するという事実もあります。したがって急性期の PLDD 治療についてはその適応について議論の余地はあります。

　慢性的に症状がとれずに苦しんでいる方に対して PLDD はより適していると言えます。

PLDD 治療に適している症状

　PLDD 治療に適している症状としては、以下のようなものがあります。

- 中度から高度のヘルニア
- 坐骨神経痛が 6 週間以上持続（臀部から大腿外側の痛み）

- 一定期間の保存治療の効果が出ない
- 下肢のしびれ、痛みがある
- 咳や姿勢によって痛みが生じる
- MRI 所見が陽性

　どんな治療にもメリットとデメリットが存在しますが、PLDD については以下のことがあげられるのではないかと思います。

合併症と合併症率

　PLDD を開発した第一人者である Daniel Choy 氏の最新の研究データによると、PLDD の治療成功率は 70 〜 89％、合併症はそのほとんどが椎間板炎で、発生率は 0.3％〜 1.0％とあります。

　また PLDD が実施されてから 23 年間の再発率は 4 〜 5％だそうです。(出典:Photomed Laser Surg. 2009 Aug;27(4):535-8, 23rd Anniversary of Percutaneous Laser Disc Decompression (PLDD))

　PLDD を受けたことによって重大な合併症を引き起こす可能性はかなり稀ですが、起こすとすれば以下のようなものが知ら

れています。

　ただ、近年はレーザー光の種類の多様化や、治療器具の改良、安全な技術の普及などにより熱傷性脊椎炎をきたす例は、ほぼ見ません。もちろん配慮のない治療主義で行えば、起こりうる合併症になります。

　　熱傷性脊椎炎
　　創部感染
　　化膿性椎間板炎
　　出血

　現行のレーザー治療方法では、耐荷重性の低下が惹起される可能性があることを主張される方もおられます。耐荷重性の低下とは、椎間板が変形したりつぶれたりすることです。

　これがPLDDによって引き起こされると主張する方もいるわけですが、PLDD治療後に、実際に椎間板の変形やつぶれが観察されたことはありません。

　治療後の長期的なf./uによっても椎体の変形を著しく誘起させられていたり、その後、壊滅的な変形をきたしたりする例は観察されていません。

　ただし、レーザーによる椎間板治療が世に出て、まだ20余年ですので、このことについては、長期的な観察が必要になる

と思われます。

　どのような治療方法であってもリスクは伴います。それは鎮痛剤など薬によって症状の軽減を促すものの治療についても同様です。大切なことは、その効用とリスクの情報を正しく把握した上で、治療方法を選択するということです。

　その意味では、PLDDは、治療負担と得られるメリットとを天秤にかけても、非常にバランスのとれた有効な治療法と言えます。

PLDD治療への関わり方

　PLDD治療を受けるときには、治療の適応や症状改善の予測、代替治療との比較などを、担当医と十分に相談することが、とくに大事です。

　昨今、学会でPLDDを非難する意見も出ましたが、いろいろな立場の人のいろいろな思惑に左右されているように見えます。その批判も学術的な裏付けがあるわけではありません。既存の治療を擁護する風潮も見受けられます。従来の手術や内視鏡手術にもデメリットは相応にあり、それらの治療ではカバーできないステージは広く存在します。

　知っている限りの情報で判断すると、インターネット上で見受けられる**PLDD被治療者の否定的な意見は、治療時期が最**

近のものではなく、その他の治療でも十分に見られる範囲の症状であり、全体的な合併症率という点から考えると、PLDDが他の治療に劣るものとは言えません。

　内視鏡的治療が発達し、PLDD の存在意義自体を疑問視する意見が出ましたが、内視鏡治療にも相応のリスクがあり、内視鏡治療ではカバーできないが PLDD であれば対応できる例が数多く潜在しているのも事実です。

　医療者の中で PLDD を否定する方は、PLDD を直接経験した方々ではありません。実際行ったことがなく、その詳細は知らないはずなのに、自費診療で治療費が高額であるという点のみに注目して批判的になっているという印象を、非常に強く受けます。

　PLDD は、統計的にみても、習熟した医師が担当した場合、合併症は殆ど発生せず、安全で有効な治療と言えます。その潜在的な効果を十分に理解し、微視的側面から PLDD を批判するのではなく、正しい判断を専門医たちこそが下すべきです。

　このようなことから、最も望ましい態度は、いたずらに不安を抱くことなく、**治療の適応や症状改善の予測、代替治療との比較を十分に担当医と相談することです。**むしろ複数の治療方法について意見を求めて、専門医の意見を聞くことが肝要と言えます。

良い医療機関の選び方

　椎間板ヘルニアの治療については、非常に多くの患者さんがその症状に悩まされていながらも、未だ確固たる治療法が確立されていないというのが現状です。

　したがって、PLDD に限らず、治療を受けるにあたっては、担当医と病歴や治療歴、現在の状態などについてしっかりと意思疎通ができ、各治療法のメリットデメリットの情報を客観的に説明してくれるような医療機関を選ぶことが非常に重要です。

　最近では情報開示を積極的に行っている病院も多くなってきました。豊富な治療件数を宣伝文句にしているところもあります。ある程度の症例経験は確かに重要ですが、実際重要なのは症例数でなく、その治療成績です。PLDD が適用とならない症例であっても、いたずらに治療を実施すると治療成績は悪くなります。

担当医師としっかりとコミュニケーションをとりましょう

　PLDD は全ての椎間板ヘルニアに適応になるわけではないので、正しく診断を行い、慎重に適応を検討することが必要です。そのことが、治療成績に大きく影響してきます。症例数の多さだけをうたうのではなく、治療効果がどうだったのかについて

も言及している病院の情報は、医療機関の選択を行う上で、大変参考になるでしょう。

また、診療にあたる医師の専門分野を確認するということも、病院や治療方法を選択する上で参考になります。

PLDDについていえば、整形外科は、筋肉、腱、軟骨、骨など、体を支え、運動をつかさどる器官として椎体をとらえます。脳神経外科は、脳や体の隅々までにわたる末梢神経へとつながる重要な脊髄を保護する器官として、椎体をとらえます。

そのように、整形外科と脳神経外科、それぞれにアプローチがあるわけです。

行う治療は全く同じですが、何を「主眼」として治療の適応や計画を立てるかが異なることもあります。そうした点も考慮して、医療機関を選択すること重要です。いずれにしても担当医師から納得のいく説明が十分に行われ、しっかりとコミュニケーションがとれるということが、最低条件であることは言うまでもありません。

PLDD治療現場からの声

PLDD治療を行っている施設は、国内に複数存在します。それぞれの治療施設によって、特色はさまざまですが、**北青山Dクリニックの特徴は、「治療の適応についてまじめに検討し、**

依頼されれば全力を尽くす」ことです。

　合併症が少なく、短時間で受けることができる PLDD ではありますが、保険適応されていない治療であるということもあり、期待に添えるだけの効果を出せるか否かをまじめに考え、その見解について正直にお話して治療に臨まないと、患者さんの満足のいく結果が得られないだろうと考えています。

　しかし、その治療の簡便さから、強い治療希望を訴えられ、ある意味こちらの意に反して治療を行う方がいらっしゃらないわけではありません。中には医師の予想に反して高い改善効果を得られた方も確かにおられます。しかし：そのことは医療としてはあまり望ましい形ではないのではないかと思います。

　PLDD は魔法の治療法ではありません。TV などでの報道では、あたかも"そうである"かのような取り扱いをされることがあり、多くの誤解を生んでいるようです。治療はできないと診断され、がっかりさせてしまったり、治療を受けても十分な効果が得られなかったと、落胆してしまったりという事態を生じさせているように思います。

　PLDD で効果を出すには、医学的な根拠とそれに基づく治療戦略が必要です。どのような治療であっても 100% の治療効果を期待できるものはなく、反対にリスクが全くないものもありません。やはり、それぞれの治療ツールには担うことのできる守備範囲がある程度決まっているのです。

このケースでは、得られる治療効果はさほど高くないと思われると、お話をすると、来院された方のほとんどは落胆されます。強い期待を持って来られた患者様ほど、その傾向は強いといえます。

　しかし、冷静にそのように患者様にお伝えできるのは、私たちがPLDD治療を、あくまでも椎間板治療のひとつのツールとしてとらえているからです。こうしたポリシーは、この治療を始めたころから一貫して変えていないわれわれの信念です。

PLDDの可能性

　このような治療を行っていると、本当にさまざまな方が来院されます。2011年は、年初にTVで紹介されたこともありその傾向が顕著でした。

　その2011年の統計を見ると、「病態が椎間板ヘルニアだけの方」は、全来院者数の1割程度でした。来院された方の多くは、それまでに「複数の病院、医師を受診し、治療を受けたが症状が改善しない。その他の治療も試してみたが、効果が得られなかった」というような方々でした。

　そうした患者さんの多くは「椎間板ヘルニア」だけではない病態を同時に持っていらっしゃいます。個々人にそれぞれの事情があり、入院加療ができないような事情を持っていらっしゃ

る方もかなり多いようです。

　こうした場合、治療を受けることを強く要望されることがあります。一般的には治療をしてもあまり効果が望めないとお話しているにもかかわらず、です。　まったく椎間板ヘルニアがないというような場合には、さすがに治療をお受けすることはありませんが、病態の一部に椎間板ヘルニアが存在する場合には、治療をお引き受けすることがあります。

　このようにして治療をお受けしたことにより気づいた事実は、全くすべての症状が改善するという方は、ほとんどおられませんが、困っておられる症状をある程度改善されることは、かなり多いということです。

　どのような治療にも「治療適応」というものがあります。PLDDにも当然、治療適応があり、すべての椎間板ヘルニア、頸椎腰椎関連疾患に対応できる治療ではありません。

　当院では、一般的な治療の適応よりやや厳しく適応を決めて治療を行っています。一般的な治療適応から外れると考えられる病態であっても、椎間板ヘルニアという病態を含んでさえいれば、かなりの確率で何かしらの症状の改善が得られていることは、たしかな事実です。一般的には治療適応から逸脱して治療を行うことは望ましいことではありません。　しかし、病態の一部に椎間板ヘルニアを持ち、困っている症状が全く改善さ

れないまま、半分治療を投げられているような状態で日々を過ごす方々にとってみれば、一縷の望みとなりうる治療ではあると思います。

　先般のメディア紹介時、本当にたくさんの患者さんと出会いました。一般的な判断ではやはり外科的手術が望ましいだろうとお話しする中でどうしても PLDD を試してみたいとおっしゃる方はかなりの割合でおられました。まったく PLDD では太刀打ちできないものは無理だとしても、局所の減圧くらいはできるだろうと思われる方も中にはおられ、実際にそういった方に治療を行うこともあります。一般的には適応から外れるだろうと思われるものでしたが、何度かに分けたり、減圧する場所を見極めてやることを絞ったりと工夫することで何とか対応ができたものも数多くあり、患者さんの満足を得られたものが、自分が思っていた以上に数多く存在します。

　手術適応を見極めることは極めて重要と何度も言いつつ矛盾することを言うようですが、現在行われている様々な治療も相対的に適応が決められているものがほとんどですので、絶対的に正しいと言えるものはかなり限られると思います。PLDD だけでなく、いろいろな治療法はその可能性を十分に出し切れていないことも多々あるのだろうと考えると、ただ適応の中だけで安穏としていては治療の可能性を広げることはできないんだな…と最近しみじみと思うようになりました。そういった意味

では、医学的な正当性が全くない例を除いては患者さんの希望に添える部分をうまく探す努力をするようにしています。

　保険診療では対応できない治療であることもあり、全国どこでも同じ質の治療が受けられるというようなものではありません。それでも、しっかりした治療実績があり、病態について真剣に検討してくれるような施設で治療を受けることができれば、予想以上の効果が得られるかもしれません。

　治療適応はある意味、「現時点で最も効果が得られるだろうと考えられている病態の最小公倍数」だと解釈できます。したがって、どのような治療であっても、適応はどんどん変わっていくものなのだろうと思います。PLDDもまた、いまだ治療の質が改善し続けている、未知の可能性を秘めた発展途上の治療なのです。

レーザー治療の安全性

　議論としてレーザーで蒸散すなわち、椎間板内構造を焼くことによって椎体の支持力が低下するのではないか、というものがあります。外科的治療については、どの治療であっても正常構造を壊してしまう治療です。

　今までの治療後観察期間の中で、他の治療と比較して、特に

椎間板が壊れてしまう例が多いといったような報告は聞きません。実際の臨床上の印象としても、そのようなケースに出くわすことはいまだありません。理論的には理解できるものの、実際に起こっていることを、正確には説明してはいないような印象があります。

　また、レーザーその他の機器の改良により安全にレーザーを照射することができるようにもなっています。

　かつてPLDDは椎間板の中心に空洞を作り容積を減らすことによって全体圧を減らすという方法がとられていましたが、近年レーザーは安全に局所のみに照射することが可能となり、現在のPLDDは突出しているその場所そのものの減圧を試みる治療となりました。このことによって治療効果の発現率も上昇しています。

　治療に際してどのようなレーザーを使用するのかという選択は、レーザーを照射して何にどのような変化を起こしたいのかによって異なります。したがって、どのようなレーザーであっても、治療実施者の意向に沿う限りは、意味をなすものですので、一概にこのレーザーが最も良いなどといった議論はあまり意味をなしません。この点に関心や疑問があれば、直接治療担当医師に尋ねてみることをおすすめします。

PLDD手術に適している方

腰～臀部～大腿外側後面にかけて（足先まで）しびれ、痛みが、持続している。
坐骨神経痛に悩まされている。
頚椎周囲の痛み、肩凝りで悩んでいる方
上肢のしびれがある方
医療機関を受診し硬膜外ブロック治療や鎮痛処置（内服。理学療法など）を受けても症状が改善しない。

第5章

ご質問にお答えします

PLDD治療は、切らないで行われる腰痛の治療として、近年脚光を浴びています。本院に寄せられるPLDD治療への一般的なご質問のなかから、とくに多くものを、ご紹介します。

　PLDD治療では、とくに治療適応のあるなしが重要です。
　患者様の質問も、この点に集中されています。患者様からのご質問の中から、ご自身に近いもの、似たものを探し出して、治療の参考にしてください。

　北青山Dクリニックでは、PLDD治療を受けたすべての患者様にアンケートを寄せていただき、年単位の術後調査を行い、90.3％の方に喜んでいただいております。その声をご紹介します。

　PLDD治療は自由診療であるため、確定申告をすることにより「医療費控除」、医療保険で「手術給付金」の給付が可能になることがあります。
　ローン会社でローンが可能になる場合があります。

PLDD治療に関する一般的なご質問

本院に寄せられる PLDD 治療への一般的なご質問のなかから、とくに多くものを、ご紹介します。

PLDD 治療は、光を増幅して放射するレーザー（laser）装置を使って行われます。切らないで行われる腰痛の治療として、近年脚光を浴びています。

椎間板ヘルニアとはどのような疾患ですか？

背骨の骨と骨の間にクッションの役目をしている椎間板と呼ばれる組織があり、何らかの原因でその組織の中身がはみ出した状態をヘルニアと呼びます。

また、背骨には脊柱管があり、その中には大切な神経が通っています。はみ出した椎間板（ヘルニア）がこの神経を圧迫して腰痛や下肢の痛みまたはしびれを引き起こすのが腰の椎間板ヘルニアの病態です。

PLDDとはどのような治療ですか？

PLDD 治療を簡単に言うと、椎間板の中にある髄核をレー

ザーで焼く（蒸発させる）ことにより空洞をつくり、内圧を下げて椎間板を縮ませ、神経への圧迫を減らすことで、痛みを緩和する治療です。

　レーザーは穿刺針に入れて用いることが可能なので、従来の外科手術とは比較にならないほど人体に傷をつけずに治療することができます。MED法、LOVE法のように外科的手術の場合、安静期間やリハビリ期間を含めると約1ヶ月の入院となります。

　しかしPLDDですと、施術時間も約10分程度。麻酔も局所麻酔ですみ、例えば正午に施術すれば午後の2時過ぎには帰宅が可能です。外科的手術に比べ、身体や時間の負担は軽いものと言えます。

　PLDD治療は大変優れた治療法ですが、椎間板ヘルニアの患者さん全てに有効という訳ではなく、改善効果が少ない方もおられます。MRI等の検査をしっかり行い腰痛の原因を特定し、その症状に合わせた治療方法を選ぶことが重要です。

レーザー治療を行えば必ず治癒しますか？

　PLDD治療が最も効果があると考えているのは、中程度の椎間板ヘルニアです。ヘルニアが大きかったり古くて硬化していたりする場合には、治療効果が限定的な場合もあります。

　十分な効果が期待できるかどうか、問診、診察、MRI検査等、

総合的な見地から専門医が適応診断をいたします。

検査の結果、効果が限定的と診断した場合には、PLDD治療をお勧めしない場合もございます。

治療は本当に痛くないのですか？

PLDD治療は痛みをほとんど伴わない治療法です。従来の手術のように全身麻酔をかけたり切開したりしないので、手術にかかる時間も短くて済みます。切開しないので、麻酔が覚めてから傷のある部分の痛みに悩まされることもありません。

またレーザー治療といっても、皮膚の上から直接照射するようなものではありません。非常に細い針を患部まで刺して、その中にレーザーファイバーを差し込み、患部だけに照射するものです。針を刺すときにも局所麻酔をかけますから、治療のための針で痛い思いをすることもありません。

PLDD治療には年齢制限はありますか？

高齢の方でも治療により、症状が改善した方はたくさんいらっしゃいます。腰椎椎間板ヘルニアのPLDD治療は、20歳代の方から70代の方まで幅広く行っております。現在治療を受けられた方の最高齢は93歳です。

PLDD 治療は、椎間板や周囲の組織に損傷を与えることがほとんどありません。さらに局所麻酔で済みますので、高血圧や糖尿病、腎障害のある方でも受けることが可能です。長期の入院もリハビリも必要なく日帰りで治療が終わり、術後1時間後には歩いて帰れるほどですので、体力に自信のない方でも不安になることはありません。

病気を持っている人でも受けられますか

　局所麻酔ですので、人工透析を受けている方や糖尿病・喘息・高血圧等の治療を受けている方でも、安心して治療を受けることができます。

手術はどのような手順で行うのですか？

　PLDD 治療は次のような手順で行います。
　Cアーム（リアルタイムのレントゲン検査機器）にて患部の状況を正確に把握し、レーザーファイバーを患部に導くための針を背中から刺すため、背中に局所麻酔を行います。皮膚・筋肉・椎間関節の周辺までの麻酔で、脊髄の神経までは麻酔しません。
　針（直径 0.4mm 程度）を椎間板髄核中央に正確に挿入します。

CアームのX線透視にて、針の位置を確認します。患者さんも目の前のモニタで確認できます。

　針の中にレーザーファイバーを挿入し、一定時間レーザー照射を行います。レーザーの熱量・照射回数はそれぞれのケースで異なります。

　レーザーファイバーを抜き取り、蒸発させた髄核部分の減圧を行い、神経への圧迫を緩和します。

　術後はリカバリールームにて30分ほど休憩し、諸注意事項を確認後、医師の診察後にはご帰宅頂けます。

PLDDの治療後、どのくらいで効果が出ますか？

　症状の改善は患者さんの年齢や椎間板ヘルニアの状態によって大きく異なりますが、治療後時間の経過とともに軽減していくのが普通です。

　急性期（発症後2週間未満）の椎間板ヘルニアの場合はかなりの割合で治療直後からの症状の軽減が見られますが、現在の治療方針では急性期の治療は特別な場合を除いて行いませんので、慢性期に入った方の例で説明させていただくとおおよそ治療後2週間〜4週間以内にはかなりの割合で症状の軽減を見ています。

後遺症が残ることはありませんか？

　PLDD 治療後に何かしら不都合なことが起こった、または悪化したというケースは極めてまれです。"針を刺す"ことによっておこる痛みも数日から1週間程度で消退します。

　ご本人の病状によっては急激な減圧を行うことにより一時的に痛みやしびれが起こるケースも一定の割合で存在しますが、これは PLDD に限ったことではありませんし、投薬など適切な処置を継続すれば永続的に残ることはないと思います。

　当院では PLDD 治療を受けたすべての患者さんにアンケートを取り、年単位の術後調査を実施しておりますが、90.3％の方に症状改善があったと回答を頂いております。

手術後の日常生活について

　当院では、日帰りにて PLDD 手術を行っています。治療後、約1時間程度の安静ののち、医師による診察があり、その後すぐにご帰宅いただけます。治療後1週間は、重いものを持ったりしないで、無理な運動、姿勢に気をつけてください。

　一定期間後の検査結果により、通常の生活に戻っていただけます。仕事（デスクワーク等）であれば手術の翌日からでも

職場復帰が可能です。

術後検診はありますか？

　あります。遠方で来院が非常に難しいような例でなければ治療後2週間、1か月、3か月後に受診していただいております。また治療後3か月で再度MRI検査を受けていただいています。

　基本的には術後、一定期間後に検査を受けることをお勧めしています。もし状況に変化がございましたら、検査の予約日に関わらず、いつでもお問い合せください。

とにかく腰、首がいたいのですが

　腰椎椎間板ヘルニアの典型的な症状は、お尻から太もも、膝下の足の外側にかけてのしびれや痛みです。場合によっては首や肩、腰の痛みを伴う場合もありますが、腰痛や首の痛みイコール椎間板ヘルニアという訳ではありません。

　当院では、痛みが起きる仕組み、原因などをご説明し、少しでも痛みが楽になるように、手術のみに頼らない治療方法のご相談にも乗っています。

　まずはお気軽に専門医ご相談ください。

> **Q** 数年前に腰の椎間板ヘルニアと言われ
> 今度は首にもヘルニアができ、
> 腰も首もときどき痛くなります
> 2か所の手術を1日でできるのでしょうか
> 　　　　　50歳代　女性　神奈川県川崎市

　私は数年前、腰の椎間板ヘルニアと言われたのですが、痛くなるたびにカイロプラクティックに通っていました。それでかなり痛みは軽減されました。

　それから数年して、今度は首にもヘルニアが出ました。これもカイロに通って、かなり改善されたのですが、時々腰も首も痛くなります。

　2か所の手術になると思いますが、その場合は1日でできるのでしょうか？

お答え

　PLDD治療の適応があるとして、回答させていただきます。

　通常、首と腰を同時に治療することはありません。それは、治療によって、一時的に椎間板が不安定になることがあり、それが首と腰に1か所ずつだとすると、不安定性が

増し、症状が悪化する可能性があるからです。
　したがって、通常はそれぞれ別の日に、少なくとも間隔は1カ月程度あけて行っています。

PLDD治療の治療適応

　PLDD治療では、とくに治療適応のあるなしが重要です。

　PLDD治療により、腰痛および椎間板ヘルニアが大きく改善されるか否かは、治療適応のあるなしの判断にかかわっているといっても過言ではありません。

　そのため、患者様の質問の多くも、この点に集中されています。以下のご質問の中から、ご自身に近いもの、似たものを探し出し、ご自身の治療計画を検討されてはいかがでしょう。

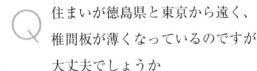

Q　住まいが徳島県と東京から遠く、椎間板が薄くなっているのですが大丈夫でしょうか

30歳代　女性　徳島県阿波市

　現在椎間板ヘルニアになっており、昨年の11月より、ブロック注射や血管注射（痛み止め）をし、内服薬をいただいています。少しよくなったかなとおもうと、職業柄か（保育士）、また痛み・しびれがあったりして、なかなか改善されません。

いまも痛みでなかなか寝つけなくて、通勤も苦痛になっている状況です。

そこで、先生に椎間板ヘルニアの手術をお願いしたいと思っています。以下、ご回答宜しくお願いいたします。

①住まいが徳島県と東京から遠いため、一回目の受診で、手術は可能でしょうか？
②今受診している病院での診断は、椎間板ヘルニアになっている個所の椎間板の厚みは５ミリ程度とのことです。他のところは10ミリ程度あるようです。治療にあたり、椎間板が出ているところを小ぶりにして、神経に触れないようにするとのことですが、椎間板が薄くなっていても可能でしょうか。
③手術を申し込みますと、いつ頃になりますでしょうか。

お答え

治療の回数、その適否については、一般的に椎間板ヘルニアの状態と症状によって異なります。

遠方ですので、画像資料と連絡先を書いたものを、当院まで郵送していただき、治療の適否について、電話で、直接お話しさせていただいた方がよいと思います。

この事を前提として、お尋ねの件について、回答させていただきます。

①遠方の方の場合、上記のような手続きを、まず行ってもらい、治療の適応があった場合、治療日を決めて来院していただいております。もし先に資料を送ることが難しい場合は、上京に合わせて、当院の提携検査施設にて、MRIなどの検査をしていただき、その後に来院していただき、適応があればその日に治療することも可能です。

②椎間板の幅が狭くなっている方の場合、効果が出にくいことがありますが、改善していらっしゃる方も沢山おられますので治療は可能です。

③順番通りで予約を入れますと、それなりにお待ちいただきますが適宜、緊急的に対応することも可能です。

他に何かご不明な点がありましたら、気軽にお問い合わせください。

80歳の母は歩くことも困難な
脊柱狭窄症ですが

40歳代　男性　東京都港区

私の母（80）の病気でご相談申し上げます。

病名は、脊柱間狭窄症です、かなり足のしびれがあり。歩くことも困難です。この様な病気でも、レーザー治療

は可能でしょうか。宜しくお願い致します。

お答え

　一般的なこととして、通常、脊柱管狭窄症に対しては、椎間板のレーザー治療の適応はありません。ただ、脊柱管を狭窄（狭く）させている原因の一つに椎間板ヘルニアが混在しているようであれば症状を幾分か軽減できる可能性はあり、実際に治療を受けられて効果を体感されておられる方はたくさんいらっしゃいます。

　まず画像資料を連絡先などの情報とともに当院まで送っていただければ、こちらから直接お電話いたします。その際に直接問診・症状の確認をさせていただき、治療の適否についてお話しできると思います。

　もし来院が可能でお手持ちの画像資料がないということであれば、当院の提携検査施設にてMRIなどの検査後、受診していただき診察させていただきます。

　2年くらい前からの首ヘルニアです
　　　　　　　　　20歳代　女性　東京都三鷹市

　二年前ぐらい、首に痛みが出てきたので、大学病院で検

査した結果、首のヘルニアぽいって言われました。病院の先生が、ヘルニアは、そんな大きくないので、手術の必要はなく、治療方法もないと言われました。

でも、毎日夜になると、結構痛みが出てきます。そのため、毎日ほとんど熟睡ができません。

それをとても悩んでいますので、ちょうど番組を見てから手術のことを考えています。 初めて手術をするので少し不安もありますが、私の首ヘルニアの場合はお難しいでしょうか。

お答え

お問い合わせ、ありがとうございます。 一般的なこととして、腰椎と頚椎の治療を比較した場合、椎間板を取り巻く周辺構造の違いから頚椎椎間板ヘルニア治療の方が、多少難易度が高く、合併症をきたす危険性などが高い傾向があります。

ただ、治療がとても難しく非常に危険度が高いという事ではないので、適応がある椎間板ヘルニアであれば十分安全に治療が可能だと思います。

治療の適否、治療効果がどの程度期待できるかなどについては椎間板ヘルニアの状態、骨や軟骨の形状によって異なります。

第5章　ご質問にお答えします

> **Q** 15年ほど前に椎間板ヘルニアの手術をしましたが、適応について坐骨神経の痛みのため30メートル歩くの、がやっとで、すべり症と診断されています
>
> 　　　　　　　60歳代　男性　埼玉県北本市

　15年前に椎間板ヘルニアの手術をしました。

　ここのところ、坐骨神経痛の痛みを感じ、歩くのも、30メートルがやっとで、仕事に支障を来しています。

　現在、2つの病院に通っています。MRIの結果、すべり症と診断されています。

　椎間板ヘルニアレーザー治療は、可能なのでしょうか？

　可能ならば、どれくらいの時間待ちをすればいいのでしょうか？

お答え

　一般的なこととして、すべり症に対して、レーザー治療の適応はありません。しかし、椎体（背骨）のずれに引きずられて、椎間板が突出しているようであれば、レーザー治療によって、症状を緩和することができる可能性はあります。

ただ、治療の適否、効果がどの程度出るかなどについては、やはり病状によって異なります。治療の時間についてですが、状況により適宜、緊急的に対応することも可能です。

 ヘルニアで痛みが強く、
私は糖尿病です

60歳代　男性　東京都福生市

現在ヘルニアで痛みが強く、歩行困難な状態で、杖をついてトイレに行くのが精いっぱいの状態です。

整形外科のMRIでヘルニアと診断されました。糖尿病（ヘモグロビンが7くらい）ですが、手術をして頂けますでしょうか？

昨年9月ごろより、痛み出しました。

お答え

治療の適否については、やはり椎間板ヘルニアの状態と症状によって異なります。移動が困難な方ですので、まず、画像資料と連絡先などを書いたものを当院まで郵送していただき、治療の適否について、電話で直接お話しさせていただいた方がよいと思います。

この事を前提として、お尋ねの件について回答させていただきますが、糖尿病があっても、治療は問題なく行うことができます。

> Q　左腰から左足裏側の張りがあり、
> 　　坐骨神経痛？に悩まされています
> 　　　　　　　　　　40歳代　男性　東京都足立区

　初めてメールさせていただきます。以前（10年位前）より左腰から左足裏側の張りがあり、坐骨神経痛？に悩まされているのですが、貴病院で何か治療できる術はありますでしょうか？

お答え
　腰痛や足の裏の張りの原因が、椎間板ヘルニアによるものであれば、当院での加療は可能だと考えます。逆に脊椎に異常がないような病状であれば、一般的な加療になってしまうと思います。
　まずは原因を確かめることが必要なのではないかと思います。

> **Q** 手術後どのくらいでサーフィンや
> 仕事ができるようになるのでしょうか
>
> 40歳代　男性　愛知県日進市

　私は20年ほどヘルニアと付き合っております。鍼治療や整体も通いましたが、通っている間はいいのですが、やめてしまうと、よけい悪くなってしまって、今は何もしていません。

　寒くなってか、この頃はとても調子がよくありません。

　仕事は、屋外にて腰にたくさんの工具をつけておこなっています。趣味もサーフィンで、こちらも腰には決してよくないであろうとおもいながら、かなりいれこんでいます。

　手術をしてから、どのくらいでサーフィンや仕事ができるようになるのでしょうか。

　手術をする前に、診察していただかなければならないと思うですが、予約はすぐ取れるのでしょうか。手術の予約も、すぐに取れるのでしょうか。

> **お答え**
>
> 　治療後の復帰については、職種、ヘルニアの状況にもよ

りますが、日常生活上の動作は、直後から問題ないことがほとんどです。よほどの力仕事でもない限り、翌日からの仕事も問題ありません。

　この点については、職種と作業内容を、具体的にお知らせいただいた方がよいと思います。

　サーフィンについては、治療後1カ月程度をみて頂いた方がよいでしょう。

 骨粗しょう症、圧迫腰痛、ひざ痛の
母は、75歳です

お問い合わせ：40歳代　女性

患者様：75歳　女性　大阪府泉大津市

　母は75歳で、骨粗しょう症、圧迫腰痛、ひざ痛です。

　テレビで、椎間板ヘルニアレーザー治療を見て、感激しました。母の腰痛、レーザー治療は可能ですか。

　いままでは、手術不可能と、いろんな医療機関で、言われてきたので、あきらめていました。

　長年の圧迫腰痛を、可能でしたらレーザー治療で、楽にしてあげたいです。

　よろしくお願いいたします。

お答え

　まず一般的な話として、PLDD（椎間板のレーザー治療）は、圧迫骨折など変形性脊椎症に対する治療の適応はありません。

　ただ、そうした中にも椎間板ヘルニアが含まれていることがあり、加療をすることによって、症状が改善できることもあります。

　病状を直接確認させて頂かないと、何とも言えませんので、MRI、レントゲン、CTなどの画像資料がありましたら、お送りください。画像を確認の上、直接お電話で連絡させて頂きます。

体格の大きな義理の父（59才）は、
10代の頃に腰を悪くして以来の
腰痛で、運動不足です

お問い合わせ：20歳代　女性
患者様：59歳　男性　千葉県鴨川市

　ヘルニアの症状に苦しむのは、私ではなく義理の父（59才）です。10代の頃に腰を悪くして以来、腰痛に悩みな

がら、日常生活をしていたそうです（その腰痛の初期の原因は不明だそうです）。

　夫婦2人で飲食店を経営しており、立ち仕事が多いです。最近、長時間立ち続けていたり、疲れたりすると、足にしびれが出るようになりました。2年ほど前にヘルニアと診断されたようで、町医者（整形外科）と総合病院に通い、それぞれ痛み止めの薬を処方されましたが、改善されませんでした。それ以降、特に治療はしておりません。

　自営ということや、ヘルニアの手術での脊椎への損傷などが不安で、なかなか入院⇒手術に踏み切れない状態です。

　そんなときに、PLDD法という手術と治療してくださるクリニックを見つけ、少し前向きになったようです。

　やはり実際に目で見て、診察していただかなければハッキリ診断はできないとは思います。ですが、こんな長期の腰痛にでも、PLDD法は効果があるのか、体格も大きいため気になります。

　なかなか足が向かない義父のために、少しでも情報を伝えたく、ご連絡いたしました。義父の身長・体重は、詳しくは分かりませんが、体格はかなり大きめ、身長はそんなに高くありません。

　普段から、あまり運動はしません。

　よろしくお願いいたします。

お答え

　お伝え頂いた内容から推測するに、果たして椎間板ヘルニアだけの病態なのか、少し疑わしいような感じもします。慢性的な病状であっても、体格が大きくても、PLDD は有効ですが、問題は症状を引き起こしている病態が、椎間板ヘルニアかどうかということです。

　治療を受けるにしても、受けないにしても、まず改善されるべきは体重だと思います。これが椎体（背骨）にかかる一番大きな負担になるからです。

　次に、姿勢、筋力ですが、運動もされないということですので、この点についても問題があるのではないかと思います。

　おそらく、こうした基本的な部分が改善されなければ、治療を受けて症状が改善しても、再発させてしまう可能性が高くなるだろうと予想されます。

　治療の適応となるような椎間板ヘルニアか否かを判断してほしいということであれば、本人が来院されなくても、画像資料と症状、症状の推移、連絡先を記載したものを、ご郵送ください。

　確認でき次第、こちらから電話を差し上げ、ご相談させていただくこともできます。

Q 腰が痛くて前かがみになることができません

10歳代後半　お住まい：未記載

腰の痛みは11月くらいからで、前かがみになることが、ほとんど出来ません。後ろにそることはできます。痛む所は、右の方のお尻の少し上の所です。

どっちかというと、そこから足にかけて、しびれる方が辛いです。左足はまったくしびれません。

今は部活をあまりしてないため、日常はあまり痛くないです。

お答え

先日、お父様より送って頂いた画像の所見上、背骨の偏りがあり、これも影響してか、腰椎5番／仙椎1番間に、中等度の右寄りの椎間板ヘルニアがあります。ただ、椎間板構造は、比較的保たれています。

おそらくしびれの原因はこれだと考えられますが、ヘルニア部分が硬くなっているような所見もあり、こうした病変を当院で行っているレーザーで治療した場合、治療効果が得られる可能性は70％前後、症状の発生からの期間が

長いため、即効しない（時間がある程度たってからしか、効果が得られない）可能性が高いのではないかと予想します。

　椎間板ヘルニアは、過体重、姿勢の悪さ、筋力の低下・アンバランス、不意な外力などによって発生すると言われています。

　MRIの画像上、体重が重いということはなさそうですが、脊椎（背骨）が非常にまっすぐで、鉛直方向の加重が下部腰椎に集中する様な姿勢になっているようなので、比較的軽微な動作であっても、腰椎に大きな力がかかってしまい、なかなか改善しないのではないかと考えます。

　これらを予防するには、日常の姿勢に留意し（反り過ぎない、背中を丸く座らないなど）、筋力（特に前方）を強化して、少しでも背骨に負担がかかりにくい状態を実現するほかないというのが、正直なところです。

　取りあえずは以上ですが、何かご不明な点、その他に尋ねたいことなどがありましたら、お問い合わせ頂ければ幸いです。

> **Q** 鍼治療の医師に
> 脊柱間狭窄症と診断され、
> 鍼治療や整体を試しましたが、
> 症状は改善されませんでした
> 　　　　　　50 歳代　男性　お住まい：未記載

　両足の膝から下部分に、しびれと痛みがあり、ふくらはぎは軽くさわっても痛みますが、腰痛はほぼ有りません。鍼治療の医師に脊柱間狭窄症と診断され、何度か鍼治療や整体を試しましたが、症状は改善されませんでした。
　テレビで拝見しましたが、3 分で治療が終わり、足のしびれが取れたと、女性の患者さんが言っていましたが、私のような症状でも治りますか。

お答え
　鍼灸師に脊柱管狭窄症と診断されたということですが、これだと確定診断には至りません。やはり整形外科、脳神経外科などを、受診していただく必要があると思います。
　一般的なこととして、椎間板ヘルニアに対するレーザー治療は、脊柱管狭窄症には治療適応はありません。ただ、脊柱管を狭窄させている原因として、椎間板ヘルニアがあ

る場合は、治療をすることによって症状が緩和されることがあります。

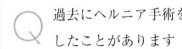
過去にヘルニア手術を
したことがあります
50歳代　男性　千葉県匝瑳市

　15年前に、椎間板ヘルニアの手術をしました。2か月前から左足がしびれて、咳がでると腰から左足がいたく、辛い日々が続いています。

　1月25日に整形外科医院でMRIをとり、4番と5番の間からヘルニアが飛び出ていると診断されました。

　15年前は、右足がしびれて4番5番の間のヘルニアを除去したと記憶しています。同じ場所からヘルニアが飛び出る人は、術後10人に1人位いると聞きました。

　一度手術をした人も、レーザー治療を受けられますか。

お答え

　手術を受けたことがある方でも、治療をすることは可能です。しかし、治療適応内の椎間板ヘルニアであっても、全く加療を受けたことがない例と比較して治療効果が多少

でにくい傾向があります。

　それを除けば、治療が可能か否かは、椎間板ヘルニア自体の問題になります。

　まずは受診をして頂き、判断させて頂きたいと思いますが、MRI・CT・レントゲンなどの資料を当院まで郵送して頂ければ、確認でき次第、こちらから電話でご連絡させて頂くことも可能です。

> Q 右足の親指からふくらはぎにかけて、
> しびれと痛みがあり、親指を上向けに
> 持ち上げるという方向に力がはいりません
>
> 　　　　　40歳代　男性　滋賀県栗東市

　右足の親指からふくらはぎにかけて、しびれと痛みが発生したため、病院に行ったところ、椎間板ヘルニアの診断でした。

　MRI撮影では、4番と5番の間に出っ張りがあり、神経を圧迫しているとのこと。医大病院で手術を進められたのですが、家の近くではなかったため、自宅近くの病院を紹介してもらいました。その病院では、すぐに手術しないで、経過をみましょうと言われています。

医大病院では、親指に後遺症が残っているので、早くしないと完治しなくなるといわれました。手術しないのに、こしたことはないですが、3ヶ月しても治らないので、手術を考えています。
　手術しても完治しないというのは困りますので、どうしようか悩むところです。
　特に歩けないないということはありませんが、親指を上向けに持ち上げるという方向には、力がはいりません。

お答え
　椎間板ヘルニアに対する外科的治療の基準として、「運動神経障害（動きが悪い、力が入りにくいなど）が存在する場合は、外科的治療を早期に行うことが望ましい」というものがあります。
　つまり、運動障害が存在した場合、徒に保存的治療に終始すると、改善しにくいということです。
　最後に書かれた「親指を持ち上げることができない」というのは、まさにこれにあたります。一般的な判断からすれば、やはり何かしらの処置（手術を含めて）を早期に行ったほうがよいのではないかと考えます。

第5章　ご質問にお答えします

椎間板の術後1年、いまだに、
かばいながら歩いているのですが、
レーザー手術は可能でしょうか。
首のレーザー手術は可能でしょうか。

70歳代　男性　横浜市青葉区

　茨城県竜ケ崎市に在住のパソコンを使えない実兄の件で、実兄になり変ってお尋ねします。過日、テレビ番組、不可思議探偵団で椎間板ヘルニアのレーザー治療を拝見しました。
　実兄は、椎間板ヘルニアの手術を受けて、1年ほどになります。首のヘルニアの手術も予定していますが、怖いと言っています。
①椎間板の術後1年になりますが、いまだに痛く、かばいながらいたわって歩いている状態です。レーザー手術は可能でしょうか。
②首のヘルニアにもレーザー手術は可能でしょうか。
　以上2点について、お尋ねします。

お答え
①レーザー手術で治療が可能か否かは、椎間板ヘルニアの

状態に依ります。手術後、同部位の治療は可能な場合もありますが、症状の責任病変になっているところを再度治療するということだと、通常よりも治療効果は下がります。
②これについても同様です。頚椎の椎間板ヘルニアであっても治療は可能ですが、椎間板ヘルニアの状態に依ります。

第五腰椎変形すべり症でも、
レーザー治療が可能でしょうか
70歳代　女性　八王子市

医師から第五腰椎変形すべり症と診断されましたが、レーザー治療が出来ますでしょうか。

お答え

すべり症は骨の並びの異常なので、レーザー治療で症状を改善することは難しいと思います。ただ、辷りに引きずられて、椎間板が神経を圧迫している場合もあり、この場合は、その部分をレーザー治療することによって、症状を軽減できることもあります。

治療可能なものかどうかを判断してほしいということで

あれば、当院受付まで電話していただき、受診予約を取っていただければと思います。

> **Q** propriospinal myoclonus
> （脊髄ぴくつき）のようです。
> レーザー治療は可能でしょうか
>
> 　　　　　　　　　　30歳代　男性　八王子市

　5、6年前より医療機関で「腰椎分離症」と診断され、腰痛を抱えながら生活をしております。この診断時には、手術するほどの悪い進行にはなっていないとのことで、うまく付き合っていくようなアドバイスに終始しました。

　また近年では、腰の状況と関連しているのか、医学的な言及までありませんでしたが、「propriospinal myoclonus（脊髄ぴくつき）」という病気の診断をされました。国内には事例が少ないようです。

　この「propriospinal myoclonus（脊髄ぴくつき）」の症状は、腹部が単発的に痙攣するというものです。腰は万年痛い状態なのですが、腰の症状を改善することで、この症状にも良い結果が得られるのではと、妄想する日々でございます。

もしこれらについての知見がございましたら、お教えいただくとともに、お伺いさせてもらえればと思います。

どうぞご検討をお願いします。

お答え

お問い合わせ、ありがとうございます。

「propriospinal myoclonus」については、正直なところ知識が無かったものですから、今までの報告を調べてみました。ただ、これに関して、分離症との関連を示唆する様なものはありませんでした。

一般的に分離症を生じる場所は、下部腰椎に多いのですが、もし分離症自体の状態が不安定で無いとすれば、Myoclonusの原因とはなりづらいのではないかと思います。

当院で実施しているレーザー治療は、椎間板ヘルニアに対する治療ですので、分離症だけであれば、腰痛の改善に効果を出せる可能性はあまりないのではないかと考えます。

分離症の場合、支える力が減ったために起こる筋肉や関節の負担増によって腰痛を生じることがほとんどですので、体重のcontrolや筋力の強化、姿勢の矯正、疲労とためないメンテナンスが必須となります。

この点について改善点があるようであれば、まずそこから始めてみてはいかがでしょうか。

PLDD治療後、患者様より このようなお声が届いております

　北青山Dクリニックでは、PLDD治療を受けたすべての患者様にアンケートを寄せていただき、年単位の術後調査を行っております。

　そのなかから、いくつか紹介させていただきます。日付の最初のほうは、調査を年月日であり、()のなかに入っているのは、PLDD治療を受けていただ年月日です。

　治療を感謝される声が目立ちますが、実際に90.3％の方に、症状の著しい改善が見られています。PLDD治療で、これほど高い改善率が高い改善率が見られるのは、PLDD適応に対する判断の正確さと手技の適格さによるもだと自負しております。

かなり満足です

2014年04月12日

　どこの整形外科に受診しても、治療方法は湿布と痛み止めだけでした。

　思い切ってレーザーをやって良かったです。症状の改善に時

間はかかりましたが、かなり満足です。

（2012 年 3 月　60 代女性）

おかげさまで

2014 年 05 月 15 日

　おかげさまで普通の生活ができるようになりました。後は筋肉強化のみ！と頑張っています。

（2013 年 3 月　60 代男性）

ブロック注射を続けていましたが

2014 年 05 月 16 日

　腰が痛くブロック注射などしていましたが、なかなか痛みが取れず PLDD 治療を受けました。今ではすっかり良くなり感謝しています。その後 MRI の撮影をしていないので、一度診察に伺おうと思っています。

（2013 年 9 月　60 代女性）

歩けるようになりました

2014 年 05 月 17 日

　産休中に歩けなくなってしまい職場復帰ができるか不安でしたが、治療後しばらくしてから元のように歩けるようになりました。

治療前はとても不安でしたが、思い切って手術を受けて本当に良かったです。ありがとうございました。

（2010 年 1 月　30 代女性）

ゴルフ続けています

2014 年 05 月 17 日

おかげさまでゴルフも続けられています。治療費が保険適応になるといいと思います。

（2008 年 11 月　60 代女性）

感謝で一杯

2014 年 05 月 17 日

本当に手術をして頂いて良かったと思っております。泉先生には感謝で一杯です。ありがとうございました。

（2010 年 9 月　29 代女性）

最初は不安でしたが、治療してよかったです

2014 年 05 月 17 日

改善するまでに少し時間がかかり、本当に治るのか不安がありましたが、数か月した頃から痛み・痺れがなくなりました。思い切って治療して良かったです。

（2008 年 12 月　20 代女性）

10年来の腰痛が嘘のように

2014年05月19日

　10年間程腰痛に悩まされており、なにか治療法はないかと思っておりました。

　PLDDと泉先生に巡り合えてよかったです。

(2009年12月　40代女性)

経過きわめて良好

2014年05月28日

　80〜90％の改善で良好という感じ。

　10％程度の不安が常にある為、用心深く決して無理をしないように行動しています。

(2012年　60代男性)

夜も寝れなかった痛みが……

2014年06月02日

　痛みで夜も眠れませんでしたが、今では快眠。

　ゴルフにも行っています！ありがとうございました。

(2009年1月　40代女性)

もう少し料金が安ければ

2014年6月04日

手術後2週間も経たないうちに症状が改善しました。大変満足しております。

ただ、もう少し料金が安ければ助かります。

（2012年10月　60代女性）

痛みがなくなりました

2014年6月23日

腰痛がなくなったので仕事もでき、旅行にも行けるようになりました。ありがとうございました。

（2010年2月　60代女性）

良くなりました！

2014年08月19日

手術をして激痛はなくなりました。

たまに多少の痛みがある時があり湿布を使用します。

痛みと仲良くしております。

（2010年6月　70代男性）

PLDD治療の費用、支払方法

　PLDD 治療は、自由診療です。

　確定申告をすることにより、「医療費控除」になる場合があります。

　ご加入の生命保険会社の医療保険で「手術給付金」の給付が可能になる場合あります。

　ローン会社でローンが可能になる場合あります。

 レーザー治療の費用は、
だいたいどれくらいの
ものなのでしょうか

40歳代　女性　埼玉県川越市

お答え

　椎間板ヘルニアの日帰りレーザー治療（PLDD）は一般的な保険診療ではなく、自由診療となりますので、症状により料金が異なります。もっとも一般的な部位を治療する場合、一椎間の治療で「40～50万円」が目安となりますが、複数個所の治療を要する場合もあり、治療費用は概ね「40～70万円」となります。

上記治療費は、確定申告により「医療費控除」のご利用が可能であると同時に、ご加入の生命保険会社の医療保険にて「手術給付金」の給付が可能となるケースが増えておりますので、税務署およびご加入の生命保険会社にお問い合わせください。

　収入額にもよりますが、10〜20万円ほど安く治療を受けることができるケースが多いようです。医療費の確定申告にて、税金の還付を受ける事が出来ます。PLDDは自費診療ですので高額療養費（高額医療）等の対象にはなりません。

結局、レーザー治療を
受けなかったときは、
どうなるのでしょうか？

30歳代　男性　千葉県匝瑳市

　そちらのHPを拝見したところ、重症度などで治療に効果がない？　できない？　といったくだりがありましたが、診察の段階で分かるものですか？

　治療費が、保険適応外で高額とお聞きしましたので、ちょっと心配になります。

レントゲン？ MRI？ などを行ってから、診断されるのかもしれませんが、レーザー治療を受けなかった場合のお支払い例もお聞きしたいのですが……。

お答え

一般的に、治療の適応の基準というものがあり、突出している形態・形状、大きさ（長軸長、容積）、位置、周辺（骨、軟骨、靭帯など）組織の状態などによって、効果が得られやすいもの、得られにくいものがあることが知られています。

これらをもとにして、治療の適否について判断しています。

レーザー治療を受けなかった場合は、保険適応内の診療ですので、診察料＋処方料程度ものになります。

 治療費は、一括でお支払いしなければならないのでしょうか？
30歳代　女性　神奈川県横浜市

TVで拝見して、すぐにインターネットで調べて、メールしています。

保険適応外で50万円とありました。まだ幼い子供の為に一日でも早く治療をしたいのですが、一括で50万円の支払いが正直難しい状態です。

この治療費は、分割でお支払いしていく方法はあるのでしょうか？

お答え

PLDD治療の適応があるとして、回答させて頂きます。

分割払いは、ローン会社による審査はありますが、それで審査に通れば、分割での支払いは可能です。また、カード払いの場合、カード会社によって分割払いが選択できることもあるようです。

いずれにしても、まず治療の適否について検討させていただいた方がよいと思います。

あとがき

　北青山 D クリニックで PLDD の治療を始めてから間もなく 8 年になる。
　治療実績という意味では大したことのない期間かもしれないが、この 8 年間で本当に数多くの患者さんとお会いし、それぞれの方が直面する問題の多様さに悩まされながら、PLDD という治療方法の"シバリ"の中でどうしたら少しでも症状を軽減させることができるだろうかを考え続けてきた。

　PLDD はとかく良い方にも悪い方にも誤解を受けやすい治療ではないかと思う。
　まるで魔法の治療のように喧伝されることもあれば、その反対に厳しい意見を見ることもある。ただ、これは PLDD に限ったことではなくどのような治療方法にも見られることである。
　したがってよい意見には安堵しつつ、悪い意見は真摯に受け止め、結果を分析して改善できるように努めていくしかないのだと思う。

　PLDD は魔法の治療ではない。全く適応を無視して行えば当然効果は全く得られないどころか症状を悪化させてしまう可能性のある通常の治療と何ら変わりのない治療方法の 1 オプショ

ンである。この点については来院されたおそらくすべての人にお話し、「治療してくれなかった」とガッカリさせることも正直ある、というよりその方が多いかもしれないが、本当に申し訳ないと思う反面、やはり治療方法には適応と限界というものがあることを理解して頂きたいというのは言い訳がましい願いでもある。

そうはいってもこういった低侵襲治療のニーズの高さを認識させられることは本当に多く、この治療を応用することによって患者さんに貢献できるように工夫を続けていくことは私たち治療者にとっての使命であろうと思うし、その可能性について見極めることは私たちの責任なのだろうと思う。

今まで経験した数万の診療で、それが椎間板ヘルニア単独であろうと思われる病態の少なさにも正直かなり驚かされたが、その中で"適応としてはどうかな…"と思わせる病態であっても患者さんの強い希望により治療を行った際、予想以上の改善が得られることもしばしばで、改めて脊椎/疼痛の治療の奥深さに戸惑うばかりである。

治療を積み重ねることによって、治療技術の様々な点が向上した実感はかなりあるが、得たものはそれだけではない。治

療の新たな可能性、新たな知見というものも数多く、今なおPLDDは進化中である。

　こうした進化をこれからも続け少しでもたくさんの方の希望なるべくこれからも患者さんと一緒に悩み続けていきたいと思う今日この頃である。

泉　雅文